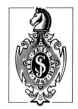

mit
freundlichen
Grüßen

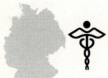 Auto Suture (Deutschland) GmbH

K.-H. Fuchs, R. Engemann, A. Thiede (Hrsg.)

Klammernahttechnik in der Chirurgie

Mit 86 Abbildungen und 62 Tabellen

Springer-Verlag
Berlin Heidelberg New York
London Paris Tokyo
Hong Kong Barcelona Budapest

Herausgeber

PD Dr. med. Karl-Hermann Fuchs
Prof. Dr. med. Rainer Engemann
Prof. Dr. med. Arnulf Thiede

Chirurgische Universitätsklinik Würzburg
Josef-Schneider-Straße 2
8700 Würzburg

ISBN 3-540-56522-1 Springer-Verlag Berlin Heidelberg New York
ISBN 0-387-56522-1 Springer-Verlag New York Heidelberg Berlin

CIP-Kurztitelaufnahme der Deutschen Bibliothek

Klammernahttechnik in der Chirurgie : mit 33 Tabellen /
K.-H. Fuchs ... (Hrsg.). – Berlin ; Heidelberg ; New York ;
London ; Paris ; Tokyo ; Hong Kong ; Barcelona ; Budapest :
Springer, 1993
ISBN 3-540-56522-1
NE: Fuchs, Karl-Hermann [Hrsg.]
WG: 33 DBN 93.035551.2 93.01.28
5079 dp

Dieses Werk ist urheberrechtlich geschützt. Die dadurch begründeten Rechte, insbesondere die der Übersetzung, des Nachdrucks, des Vortrags, der Entnahme von Abbildungen und Tabellen, der Funksendung, der Mikroverfilmung oder der Vervielfältigung auf anderen Wegen und der Speicherung in Datenverarbeitungsanlagen, bleiben, auch bei nur auszugsweiser Verwertung, vorbehalten. Eine Vervielfältigung dieses Werkes oder von Teilen dieses Werkes ist auch im Einzelfall nur in den Grenzen der gesetzlichen Bestimmungen des Urheberrechtsgesetzes der Bundesrepublik Deutschland vom 9. September 1965 in der Fassung vom 24. Juni 1985 zulässig. Sie ist grundsätzlich vergütungspflichtig. Zuwiderhandlungen unterliegen den Strafbestimmungen des Urheberrechtsgesetzes.

© Springer-Verlag Berlin Heidelberg 1993
Printed in Germany

Die Wiedergabe von Gebrauchsnamen, Handelsnamen, Warenbezeichnungen usw. in diesem Werk berechtigt auch ohne besondere Kennzeichnung nicht zu der Annahme, daß solche Namen im Sinne der Warenzeichen- und Markenschutz-Gesetzgebung als frei zu betrachten wären und daher von jedermann benutzt werden dürften.

Produkthaftung: Für Angaben über Dosierungsanweisungen und Applikationsformen kann vom Verlag keine Gewähr übernommen werden. Derartige Angaben müssen vom jeweiligen Anwender im Einzelfall anhand anderer Literaturstellen auf ihre Richtigkeit überprüft werden.

Satz: Fotosatz-Service Köhler, Würzburg;
Druck: Saladruck, Berlin; Bindearbeiten: Lüderitz & Bauer, Berlin.
24/3020-543210 – Gedruckt auf säurefreiem Papier.

Vorwort

Die medizinische und technologische Entwicklung der letzten Jahre auf dem Gebiet der Operationsinstrumente und besonders der chirurgischen Endoskopie haben im chirurgischen Alltag in vielen Kliniken zu einem Umbruch geführt. Durch die Verwendung von Klammernahtinstrumenten sind neue Perspektiven in der Rekonstruktionstechnik und Strategie im Gastrointestinaltrakt möglich geworden. Die Vorteile der modernen Nahtinstrumente haben die Operationssicherheit erhöht. Die Indikation für bestimmte Eingriffe konnte sogar ausgedehnt werden, was einigen Patienten zugute kommt. Die minimalinvasive Chirurgie und die damit verbundenen Operationstechniken haben die Chirurgie in den letzten 3 Jahren erheblich verändert. Durch die Verwendung von speziell entwickelten Klammernahtinstrumenten wurde die Verbreitung der minimalinvasiven Techniken im Bereich der Magen- und Darmchirurgie überhaupt erst möglich. Diese Entwicklung wird in wenigen Jahren dazu führen, daß eine Reihe der herkömmlichen Operationsverfahren durch minimalinvasive Techniken mit Hilfe von weiterverbesserten Klammernahtinstrumenten ersetzt wird.

Dieses Buch liefert eine aktuelle Zusammenstellung der Möglichkeiten und Indikationsgebiete für die gegenwärtige Anwendung von Klammernahtinstrumenten. Anlaß für dieses Projekt war das 2. Deutsche Stapler Symposium am 25. 05. 1992 in Würzburg.

Wir sind allen Autoren für die Bereitstellung der Beiträge zu Dank verpflichtet. Besonderer Dank gilt der Fa. Auto Suture (Deutschland) GmbH für die gewährte Unterstützung. Besonderer Dank gebührt ebenso den Mitarbeitern des Springer-Verlages für die problemlose und flexible Zusammenarbeit.

Würzburg, im Dezember 1992   Prof. Dr. med. A. Thiede

Inhaltsverzeichnis

Anekdotisches aus der Entwicklung der Klammernahtinstrumente
und der Klammernahttechnik
F. M. Steichen 1

Entwicklung und Stand der zirkulären Klammernahtgeräte
B. Ulrich, N. Kockel und G. Holbach 17

Stapler am Gastrointestinaltrakt – pro und contra
A. H. Hölscher und J. R. Siewert 37

Klammernahtinstrumente in der Ösophaguschirurgie
K.-H. Fuchs, R. Engemann und A. Thiede 56

Rekonstruktionen der ösophagoenteralen Passage
in Klammernahttechnik beim Kardiakarzinom
W. Hohenberger und V. D. Mohr 63

Rekonstruktion des oberen Gastrointestinaltraktes nach Gastrektomie –
Indikationen, Verfahrenswahl, Ergebnisse
K.-H. Fuchs, R. Engemann, E. Deltz, O. Stremme und A. Thiede . . . 68

Rekonstruktion nach Gastrektomie – Interpositionspouch
und Roux-Y-Pouch
R. Engemann, K.-H. Fuchs und A. Thiede 80

Vergleich von Roux-Y-Rekonstruktion und jejunaler Interposition
nach Gastrektomie
V. Schumpelick, J. Faß und R. Bares 90

Ergebnisse nach über 500 kolorektalen Resektionen
mit Klammernahtanastomose im Rektum
W. Stock, O. Hansen, W. Schwenk und R. Haas 108

Kontrollierter Vergleich der Handnaht mit der Klammernahttechnik
und klinische Konsequenzen in der kolorektalen Chirurgie
B. Lünstedt, R. Engemann und A. Thiede 115

Double-Stapling-Technik bei der Rektumresektion
H. J. Wedell, N. Lux und J. Reichmann 127

Der ileoanale Pouch in der Klammernahttechnik – Ergebnisse
J. Stern, J. J. Buhr und Ch. Herfarth 136

Kolorektaler, koloanaler Pouch
A. Thiede 144

Rekonstruktive Maßnahmen bei Beckenbodeninsuffizienz
A. Thiede, J. Schneider und M. Kraemer 151

Laparoskopische Appendektomie mit dem Endo-GIA
S. M. Freys, J. Heimbucher, G. Beese und K.-H. Fuchs 158

Einsatz von Klammernahtinstrumenten beim Morbus Hirschsprung
W. Mengel, O. Strobl und D. Schröder 163

Einsatz von Klammernahtgeräten zum Bronchusverschluß
in der Lungenchirurgie
A. Hirner, A. Diegeler, U. Kania und A. Müller 167

Die maschinelle Lungenparenchymresektion im Konzept
der Behandlung des Spontanpneumothorax
D. W. Schröder, R. J. Elfeldt, K.-H. Fuchs und M. Brückner 181

Sachverzeichnis 189

Anekdotisches aus der Entwicklung der Klammernahtinstrumente und der Klammernahttechnik

F. M. Steichen

Eine Studienreise nach Rußland

Im Jahre 1958 hatte sich das Gerücht verbreitet, daß es russischen Wissenschaftlern in der damaligen Sowjetunion gelungen sei, Blut für 3 Jahre aufzubewahren und auf lebende Menschen zu übertragen. Diese Nachricht war nicht nur von großer wissenschaftlicher, sondern auch von beträchtlicher strategischer Bedeutung. Um der Geschichte ein wenig vorzugreifen: Wie sich später herausstellte, war es einer Wissenschaftlerin im hämatologischen Institut in Leningrad einmal gelungen, 3 Monate lang aufbewahrtes Blut auf einen Kranken zu übertragen. Zu dieser Zeit war diese Tatsache allerdings unbekannt und der amerikanische „National Research Council" beauftragte Prof. Ivan Brown (Abb. 1) von der Duke University in Durham, North Carolina, die Gerüchte richtigzustellen. Prof. Brown war ein bekannter Chirurg und Wissenschaftler, der sich zu dieser Zeit mit den Problemen der Bluttransfusionen am NRC befaßte. Er vertrat die American Surgical Association am NCR und trug in vielen wissenschaftlichen Arbeiten zu den Themen Hypothermie, Herzchirurgie sowie Aufbewahrung von Blut und Gewebe bei.

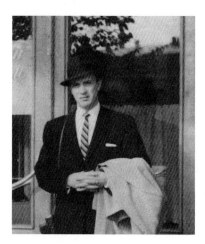

Abb. 1. Prof. Ivan Brown jun. vor dem National-Hotel in Moskau, in welchem sich zur gleichen Zeit Eleanor Roosevelt aufhielt, die Ravitch, Brown, Pennell und Finch zum Tee bat

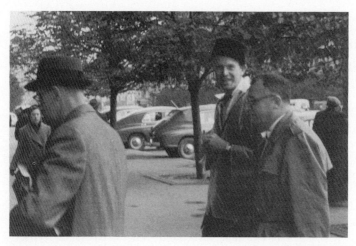

Abb. 2. Robert Pennell, Biochemiker an der Harvard University, Clement Finch, Hämatologe, University of Washington, sowie M. M. Ravitch (von *links* nach *rechts*)

Brown bat Ravitch, ihn nach Rußland zu begleiten, da dieser russisch sprach und 1940 die erste Blutbank am John Hopkins Hospital organisiert hatte (Abb. 2). Neben Brown und Ravitch waren Dr. Clement Finch, ein Hämatologe von der University of Washington, Seattle, und Prof. Robert Pennell, ein Biochemiker des Harvard Blood Characterization and Preservation Laboratory, Mitglieder der Abordnung (Abb. 3).

Die Eltern von Ravitch stammten aus Rußland. Sein Vater war ein bekannter Menschewik, der im zaristischen Rußland wenigstens einmal im Gefängnis gewesen war und Rußland deshalb verlassen mußte. Seine Mutter war Zahnärztin in Rußland und später in New York bis zu ihrem 80. Lebensjahr, als ihr letzter Patient starb. Ravitch, der 1928 mit seiner Mutter Rußland besucht hatte, erhielt 1931 kein Visum, da er über seinen ersten Besuch im *Literary Magazine der University of Oklahoma* ehrlich über die damaligen Verhältnisse in Rußland berichtet hatte.

Nach monatelangen schriftlichen Vorbereitungen erhielt Ravitch das Visum einen Tag vor der Abreise nach Frankfurt – Wien – Prag – Moskau vom Intourist Bureau in Washington.

Die amerikanischen Wissenschaftler hatten vom NRC den Auftrag, an dem zu dieser Zeit stattfindenden Kongreß für Blutübertragung und Hämatologie teilzunehmen und die Institute für Blutübertragung und Serologie in Kiew und Moskau (Central Order of Lenin Institute of Hematology and Blood Transfusion, Prof. Bagdasarov) zu besuchen. 2 CIA-Beamte hatten sie außerdem beauftragt, alles einfach zu beobachten und später zu berichten. Die CIA würde anschließend die Berichte nach den verschiedenen Quellen zusammenstellen. Als die amerikanische Abordnung über Moskau in Kiew ankam, um das Institut für Hämatologie und Transfusion zu besuchen, teilte ihnen Nina, die Intourist-Begleiterin, mit, daß das berühmte Institut vor

Anekdotisches aus der Entwicklung der Klammernahtinstrumente und -technik 3

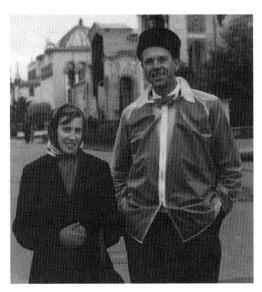

Abb. 3. Clement Finch mit der Intourist-Vertreterin Nina, einer Enkelin von Anna Pavlova, der großen russischen Ballerina. Finch stellte Ravitch und Brown das Geld zum Ankauf der Klammernahtgeräte zur Verfügung

Jahren um 450 km nach Osten verlegt worden sei. Nina und der örtliche Intourist-Vertreter könnten ihnen aber alle anderen medizinischen Institute und Krankenhäuser zeigen.

Zu dieser Zeit hatten i. allg. Besucher den Eindruck, daß – wenn die Russen irgend etwas nicht zeigen wollten, um ein Geheimnis zu bewahren oder wenn sie es nicht zeigen konnten, weil es westlichen Normen nicht entsprach – Ausreden gebraucht wurden.

Dieses kleine Zwischenspiel machte auch deutlich, wie die Agenten der zwei Weltmächte miteinander verkehrten und wie sie Katz und Maus spielten. Besonders aber wurde den Besuchern offenbar, daß die allwissenden Geheimdienste unsichere und unbestätigte Nachrichten benutzten, die oft große Kosten und kleine Ergebnisse mit sich brachten.

Aufgrund dieser Umstände konnten die Chirurgen Brown und Ravitch das Institut für Thoraxchirurgie und seinen Chef. Dr. N. M. Amosov, besuchen (Abb. 4).

Damals wurden noch viele Tuberkuloseoperationen im Brustkorb durchgeführt, und Amosov zeigte den beiden Chirurgen den Gebrauch von Klammernähten beim Verschluß von Bronchien, Gefäßen und Lungenparenchym. Er sprach über die sparsame Parenchymresektion und die Ergebnisse in bezug auf Mortalität, Fistelquote etc. Ravitch und Brown hatten die Klammernahtgeräte schon vorher am Skilfosovski Institut in Moskau gesehen, wo Prof. B. A. Petrov ihnen speziell die Instrumente für Blutgefäßanastomosen vorgeführt hatte. Mit diesen Instrumenten war eine technisch fehlerfreie Anastomo-

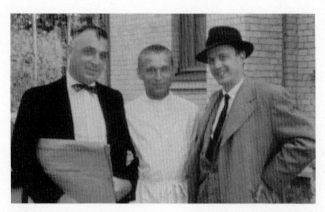

Abb. 4. M. M. Ravitch, Prof. Amosov und I. W. Brown vor dem Institut für Thoraxchirurgie in Kiew (von *links* nach *rechts*). Ravitch hält die Röntgenbilder, in denen die Lungenresektion mit Klammernaht dokumentiert ist

se herzustellen: Leider war das Gerät sehr kompliziert, und die Arterienwand mußte zusätzlich für terminoterminale Anastomosen normal und elastisch sein.

Zu dieser Zeit hatte Amosov die Klammernaht bei 200 Lungenresektionen ohne größere Komplikationen durchgeführt. Oft legte er das Gerät an dem ganzen Situs an, bei Krebsoperationen verschloß er die Bronchie und die einzelnen Gefäße voneinander getrennt.

Ravitch hatte, seit er als Oberarzt am John Hopkins Hospital tätig war, großes Interesse an Klammernahtgeräten. Als er seinen damaligen Chef, Prof. Blalock, 1942 gebeten hatte, ein Petz-Instrument zu erwerben, wurde ihm die lakonische Antwort erteilt: „Nein – es ist zu teuer." Während ihres Aufenthaltes in Kiew wurden Ravitch und Brown von Amosov in den Operationssaal eingeladen und sie konnten eine Pneumonektomie für Tuberkulose mit getrenntem Verschluß von Bronchus und Gefäßen beobachten. Die Klammerreihen wurden parallel zum Resektionsschnitt mit dem UKL-Instrument vorgenommen. In einem 2. Saal, in dem zur gleichen Zeit 3 Patienten vorbereitet waren, nahm Amosov 2 geschlossene Herzoperationen vor; dann zeigte er seinen Besuchern die Technik der sparsamen Lungenparenchymresektion bei einer oberflächlichen tuberkulösen Läsion (Abb. 5).

Als Brown und Ravitch sich erkundigten, wo und wie man die Klammernahtgeräte erwerben könnte – in einem Land, in dem alles dem Staat gehörte, vom Staat verwaltet wurde und alle Leute Staatsbeamte waren –, riet ihnen Amosov, sie sollten sich beim wissenschaftlichen Forschungsinstitut für experimentelle chirurgische Geräte und Instrumente in Moskau erkundigen.

Nach der Rückkehr nach Moskau besuchten Ravitch und Brown das Vishnevski-Institut, das sich auf dem Gelände eines großen Städtespitals befand. Dieses war 1951 gegründet worden, kurz nach der Veröffentlichung des ersten Gefäßklammernahtgerätes durch Gudov, einen Ingenieur (Abb. 6).

Anekdotisches aus der Entwicklung der Klammernahtinstrumente und -technik 5

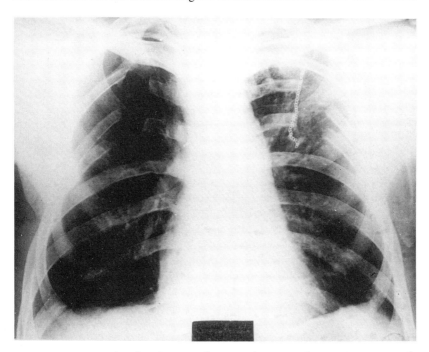

Abb. 5. Klammernaht der Lunge, die von Amosov als sparsame parenchymale Resektion durchgeführt wurde (Ravitch brachte dieses Bild 1958 von der Reise mit)

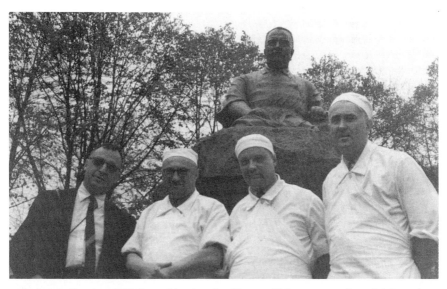

Abb. 6. Das Denkmal Wishnevskis, eines berühmten Chirurgen vor dem gleichnamigen Institut. Von *rechts* nach *links:* M. M. Ravitch, Professor Vishnevski, vormals Armeemarschall und Gesundheitsminister, sowie 2 Assistenten

Sie wurden vom zweiten Leiter des Institutes, Prof. L. N. Babkin, empfangen. Der Leiter, Prof. Ananiev, war in Urlaub. Ravitch begegnete ihm während eines anderen Besuches in Moskau. Das Institut hatte die Aufgabe, mechanische Nähte zu erfinden und zu entwickeln; es beschäftigte Ärzte, Biologen, Ingenieure, Techniker, Zeichner sowie Metall- und Maschinenbauer, insgesamt 204 Personen. Die gesamte Entwicklung eines Klammernahtgerätes wurde hier vorgenommen. Die Tierversuche fanden im eigenen Forschungslabor statt, die Anwendung am Patienten wurde dann mit großer Vorsicht im Städtehospital durchgeführt. Mechanische Nähte wurden in allen Geweben gebraucht und waren diesen genau angepaßt, wie z. B. für Knochen, Blutgefäße, Lunge und Bronchien sowie Magen und Darm. Die Klammern mußten handgeladen werden, und die russischen Kollegen waren der Meinung, daß man dafür junge Krankenschwestern mit guter Sehkraft voll beschäftigen könnte.

Von Moskau ging es nach Leningrad (jetzt wieder St. Petersburg); während eines Besuches beim Institut für Hämatologie und Bluttransfusion wurde bestätigt, daß es einer Ärztin – mit Betonung auf das Geschlecht der Wissenschaftlerin – einmal gelungen sei 3 Monate altes Blut zu übertragen.

Während des Abendessens im Caféhaus Sever, in der Nähe des Nevsky-Prospektes, machten Pennell und Ravitch die Bekanntschaft eines jungen Paares; während des Gespräches erwähnte der junge Mann die Tatsache, daß die Klammernahtgeräte im Werk der Roten Garde gleich außerhalb von Leningrad hergestellt wurden. Die Namen von Pirogoff, Elansky und Kuprianov sind mit diesem Unternehmen verbunden. Das chirurgische Instrumentenwerk der Roten Garde oder „KRASNOGVARDETS" erhielt 1917 diesen Namen, er ging aber auf Peter den Großen zurück, der während seiner Regierungszeit das Werk geschaffen hatte, in welchem Chirurgen, Zeichner und Ingenieure zusammen arbeiten. Bei dieser Bemerkung ging Ravitch ein Licht auf, denn er hatte während eines Spaziergangs entlang des Nevsky-Prospektes ein Fachgeschäft für chirurgische Instrumente bemerkt.

Als Brown und er am folgenden Tag zu diesem Geschäft gingen, waren sie beide erstaunt, offensichtliche Kunden mit chirurgischen Instrumenten in der Hand zu beobachten; alles ohne Verpackung, wie das zu der Zeit für alle Waren, die man kaufen konnte, üblich war. Im Geschäft fanden Ravitch und Brown Sterilisationsgeräte, Operationstische, Valvulotome, Instrumente für Gefäßchirurgie (Satinsky- und Blalock-Klammern, Potts-Scheren), d. h. alle einfachen und komplizierten Instrumente, die man zu dieser Zeit in einem modernen Operationssaal gebrauchen konnte. Heute scheint es fast normal, diese Anzeichen von kleinem und großem Kapitalismus in Rußland zu finden. 1958 war es fast unglaublich, daß man chirurgische Instrumente einkaufen konnte, als das ganze Gesundheitswesen dem Staat gehörte.

Nachdem sie sich zuerst andere Instrumente angesehen hatten, fragte Ravitch wie zufällig, ob Klammernahtgeräte vorhanden seien und ob man die kaufen konnte. Auch sagte er dem Personal, obwohl es offensichtlich war, daß Brown und er Ausländer seien. Ravitch und Brown waren schließlich glückliche Besitzer je eines Bronchusgerätes (zu dieser Zeit die einzig verfügbaren UKB-Klammern parallel zur Längsachse der Bronchie), das sie in einer hübschen Birkenholzkiste mit schwarzem Samtfutter stolz zum Hotel brachten. Der Preis betrug 440 Rubel pro Instrument. Diese Summe konnte von der Kasse nicht auf einmal registriert werden und sie mußte deshalb in mehreren kleineren Beträgen eingegeben werden.

Nachdem Ravitch und Brown im Institut in Moskau der Gebrauch, die Lagerung der Klammern und die Reinigung der Instrumente erklärt und gezeigt wurde, traten die Instrumente – nach einigen Verwaltungsschwierigkeiten mit den Grenzbehörden – ihre Reise nach den USA an.

Russische Instrumente in Amerika

In den Vereinigten Staaten wurden diese beiden russischen Instrumente verschieden eingesetzt. Brown fand kein großes Interesse von seiten der Fakultät und gab sein UKB – sowie ein lokal hergestelltes UKL-Instrument – an Dr. Timothy Takaro, den Chef der Abteilung für Thoraxchirurgie im Spital für Soldatenveterane in Oteen, North Carolina (Abb. 7). Dieses Krankenhaus war mit der Duke University eng verbunden. 1960 hatte Takaro schon ein experimentelles Klammernahtgerät für Gefäßnaht und die Naht der Aortaklappen entwickelt. Auf Anregung von Ravitch verbrachte Takaro – von ungarischer Abstammung und auch russisch sprechend – 3 Monate im Wissenschaftlichen Institut für experimentelle chirurgische Geräte und Instru-

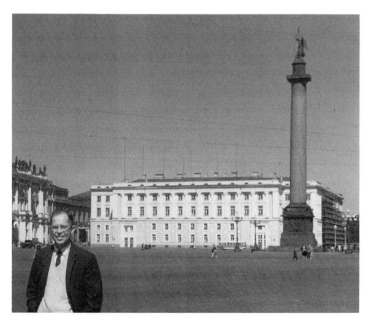

Abb. 7. Timothy Takaro in St. Petersburg (Frühjahr 1962)

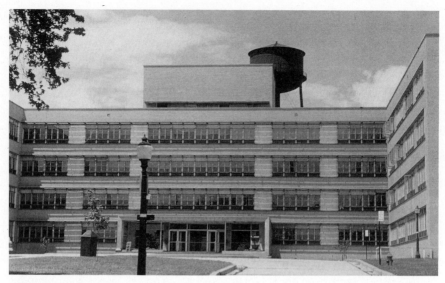

Abb. 8. Sanatorium für Lungentuberkulose des Baltimore City Hospitals, in welchem auch das experimentelle Labor der chirurgischen Abteilung untergebracht war

mente. Takaro wurde einer der Pioniere in den folgenden Jahren, besonders im Einsatz der Klammernaht in der Lungenchirurgie, und hat seine großen Erfahrungen veröffentlicht.

Takaro lebt heute im Ruhestand in Oteen. Er gehört zu den Menschen, die man mit großer Genugtuung als gute Freunde betrachten kann.

1958 war Ravitch Chef der chirurgischen Abteilung im Baltimore City Hospital, jetzt die „Francis Scott Key Medical Institution". Dieses Krankenhaus ist eine klinische Lehranstalt der John Hopkins University. 1958 wurden noch viele Kranke mit Lungentuberkulose chirurgisch behandelt, und wir hatten ein Sanatorium mit 450 Betten von den 1500 Betten des damaligen City Hospitals. Peter Weil aus Wien, ein früherer Schüler von Prof. Wolfgang Denk, war Oberarzt, Georg Daviglus arbeitete ein Jahr lang im experimentellen Labor und ich war erster Assistenzarzt (Abb. 8).

Unter der Leitung von Ravitch wurde das UKB-Instrument experimentell angewendet, und kurz- und langfristige Ergebnisse in der Behandlung von Bronchien, Magen, Duodenum, Dünn- und Dickdarm wurden geprüft. Als später UKL- und NZHKA- (lineare Anastomose) Instrumente im Westen erhältlich waren, wurden diese Forschungen fortgesetzt und erweitert.

Parallel zu den experimentellen Studien wurde das UKB-25 bei 139 Patienten mit Lungenresektionen von 1958–1963 eingesetzt, meistens bei der Behandlung von Lungentuberkulose. Es waren 3 Bronchialfisteln und 3 Empyematathoracis ohne Fistel zu beklagen.

Ravitch und Weil hatten die ersten Bronchialverschlüsse beim Menschen mit gutem Erfolg vorgenommen. Und so wurde – in der damaligen Lehrtradi-

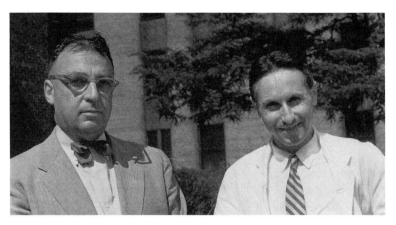

Abb. 9. Der Chef – Prof. M. M. Ravitch – und sein Oberarzt, Peter Weil (1958)

tion – der Gebrauch der Instrumente vom Chef an die nachfolgenden Oberärzte – Weil, Steichen, Knowles, Fishbein – vererbt. Weil, ein guter Freund seit dieser Zeit, hatte 7 Jahre an der zweiten chirurgischen Klinik des Allgemeinen Krankenhauses in Wien gearbeitet und war ein sehr erfahrener Chirurg, als er die Stellung als Oberarzt übernahm. Er hat mir vieles beigebracht, und zwar u. a. die Technik der Wiener Magenresektion, die er in der zweiten Klinik erlernt hatte, in der Tradition der Chefs dieser zweiten Klinik: Billroth, Gussenbauer, Hochenegg und Denk (Abb. 9).

Mir waren Klammernahtgeräte nicht fremd. Während meiner Studentenjahre und als junger Assistenzarzt in Lausanne, hatte ich meinen Lehrer, Prof. Pierre Decker und seine Oberärzte Francioli, Jost, Saegesser und Mosimann, oft beobachtet, wie diese den Magen absetzten, nach Verschluß mit dem Friedrich-Neuffer-Gerät. Dieser Klammernahtverschluß wurde dann immer fleißig übernäht. Zur Zeit unserer ersten Versuche mit dem UKB wurde der Bronchienverschluß immer mit einem Pleurallappen bedeckt. Heute wird dieses Verfahren nur nach Pneumonektomien angewendet.

1958 flog Gagarin im ersten Sputnik in der Stratosphäre um die Welt. Deshalb tauften unsere Operationsschwestern das UKB „Klampnik" und dieser Name blieb dem Instrument, das sich seit 1974 in der geschichtlichen Abteilung des Smithsomanian Museums in Washington befindet, zusammen mit den Instrumenten von Hültl, Petz, Friedrich, Nakayama, den wichtigsten russischen Instrumenten und der ersten Generation von amerikanischen Instrumenten.

Entwicklung von amerikanischen Instrumenten

Ein kleiner Zeitsprung in der Geschichte bringt uns zu der Gründung der amerikanischen Gesellschaft „United States Surgical Corporation" und zur

Entwicklung von modernen Instrumenten, die dem operativen chirurgischen Fortschritt angepaßt wurden oder die diesen Fortschritt förderten. 1963 war Leon Hirsch, Geschäftsmann und Unternehmer im besten Sinne des Wortes, in Verhandlungen mit einem Patentanwalt in New York, als er einen seltsamen metallischen Gegenstand wahrnahm, den der Anwalt als Briefbeschwerer benutzte. Als er sich nach dem Zweck und Gebrauch dieses Instrumentes erkundigte, erfuhr er, daß es sich um ein russisches chirurgisches Klammernahtgerät handelte und daß der Anwalt als Vertreter der Sowjetrussischen Regierung beauftragt war, die russischen Instrumente in den Vereinigten Staaten im Medizinfachhandel anzubieten und in den täglichen chirurgischen Gebrauch zu bringen.

Hirsch, ein chirurgischer Laie, war entsetzt über die Idee, daß man Metallklammern im menschlichen Körper verwendete. Aber er war auch neugierig genug, um sich weiter zu informieren, die Broschüre zu lesen und herauszufinden, daß 3 amerikanische Chirurgen diese russischen Instrumente kannten und klinisch angewendet hatten. Zu dieser Zeit war die Sowjetunion den durchschnittlichen Bürgern im Westen nur wenig bekannt, und mehr aus Neugierde an dem Land als an seinen chirurgischen Instrumenten setzte sich Hirsch mit den 3 Chirurgen in Verbindung. Ravitch gewährte Hirsch fünfzehn Minuten, um über seine Reise nach Rußland zu sprechen. Ravitch war ein begeisterter Lehrer und so dauerte diese Viertelstunde bis zum Nachmittag. Hirsch fragte nach Ravitchs Meinung über die „verrückte Idee" der chirurgischen Klammernaht. Dieser fand die Idee ganz vernünftig: Chirurgische Klammernaht bedeute verminderten Blutverlust, geringere Gewebeschädigung und eine verkürzte Operationszeit in vielen Fällen. Ravitch zeigte dann mit einer Vorführung am Instrument den größten Nachteil des russischen Instruments: die Handladung.

Nachdem Leon Hirsch das Instrument zu Hause weiter untersuchte, erkannte er, daß man das Gerät und die Klammern als selbständige Einheiten behandeln müßte, um die Handladung zu vermeiden. Er entwickelte ein hausgemachtes Lademagazin und fand nach einer kurzen Marktstudie heraus, daß zu dieser Zeit in den USA 15 Millionen chirurgische Eingriffe stattfanden. Man zitierte damals den Vergleich mit Gilette-Rasierapparaten und -klingen, um das Verhältnis von Ladung und Gerät zu veranschaulichen. Als Hirsch darüber berichtete, antwortete ihm Ravitch, daß er kein Interesse an einer geschäftlichen Ausbeutung dieser Ideen habe, daß er aber gerne die neuen Instrumente experimentell und klinisch prüfen wollte und über seine Versuche berichten würde – „good or bad" – „Vorteile und Nachteile". Und so ist es seither immer bei Ravitch und seinen Schülern gewesen.

Die ersten klinischen Schritte mit den neuen Instrumenten

1963 war ich, jung verheiratet, in die Vereinigten Staaten zurückgekehrt, nach einem kurzen Zwischenspiel mit Privatpraxis in Luxemburg und nach 6 Monaten Dienst am U.S. Airforce Hospital in Wiesbaden. Peter Weil war

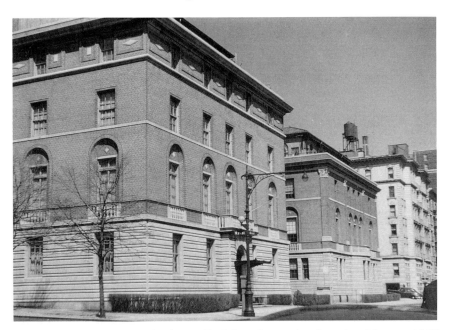

Abb. 10. Lincoln Hospital in der südöstlichen Bronx (vordere Ansicht, ca. 1963). Während der 70er Jahre wurde dieses Gebäude durch ein modernes Krankenhaus ersetzt. Von 1964–1970 wurden hier viele operative Methoden mit dem amerikanischen Instrumentarium entwickelt, und im Juni 1967 fand die erste Lungenresektion und die erste Operation nach Duhamel statt

inzwischen Chef der chirurgischen Abteilung am N.Y. Städtischen Lincoln Hospital in der Bronx geworden, einer Lehranstalt für das Albert Einstein College of Medicine.

Seine Mitarbeiter und Stellvertreter waren Don Pearlman, Everett Dargan und ich. Wir hatten alle unsere Forschungsprogramme, und ein neugebautes Versuchslabor wurde eifrig von allen benutzt. Mit der Unterstützung von Peter Weil widmete ich meine Zeit im Labor der Forschung über maschinelle Nähte und in der Klinik über Trauma, und zwar v. a. Stich- und Schußwunden, die in der Umgebung der Klinik damals und auch jetzt noch häufig vorkommen (Abb. 10).

Seit 1965 war Ravitch Chef der kinderchirurgischen Abteilung der University of Chicago. Obwohl er nicht die Gelegenheit hatte, die neuen Instrumente, die hauptsächlich für erwachsene Patienten entwickelt wurden, in der klinischen Praxis zu gebrauchen, führte er seine Studien über Wundheilung mit maschinellen Nähten weiter, und wir beide arbeiteten ohne Unterbrechung zusammen weiter. Ergebnisse und neue Verfahren wurden ausgetauscht, ohne über die Priorität nachzudenken. Von 1969–1970 wurde diese Mitarbeit wieder enger, als wir beide die Leitung der chirurgischen Abteilung am Montefiore Hospital in Pittsburgh übernahmen und Mitglieder der chirurgischen Fakultät der University of Pittsburgh wurden.

Von 1964–1967 führte die junge U.S.S.C. (5–6 Mitarbeiter bis zu diesem Zeitpunkt, heute ca. 1200 Angestellte weltweit) einen Satz von 4 Stahlinstrumenten – TA 30, TA 55, TA 90 und GIA – vor. Diese Instrumente funktionierten schon mit austauschbaren, vorgeladenen prästerilisierten Klammermagazinen und Gegendruckplatten. Es gab damals nur einen Satz dieser neu entwickelten Versuchsinstrumente, die regelmäßig zwischen Chicago und New York hin- und hergeflogen wurden.

In New York wurden die neuen Instrumente 1964 sofort von uns bestellt, aber erst 1967 geliefert. Die bürokratische Verwaltung der Stadt New York, von der wir abhingen, brauchte noch 2 Jahre (bis 1969), um die damalige bescheidene Rechnung zu zahlen. Zur selben Zeit entdeckten wir alle – Herr Hirsch, Frau Josefsen, Herr Lebow, Herr Burtscher, Herr Weil und ich – ein gemeinsames Interesse, das Skilaufen, und wir verbrachten manches Wochenende im Winter in Vermont und einige Ferien in Aspen. Leon Hirsch, Turi Josefsen, Joe Lebow, Peter Burtscher und der Zeichner Bill Baker kamen zwischen 1964 und 1968 mehrmals wöchentlich zusammen, um mit uns im experimentellen Labor zu arbeiten. Einzelheiten in der Instrumentenfertigung, neue Operationsmethoden und zweckmäßige Veränderungen an den Instrumenten wurden während dieser Sitzungen und bei den Skireisen besprochen, geprüft, verändert und verbessert. Alle bekannten chirurgischen Operationsmethoden wurden mit der maschinellen Naht bearbeitet und entsprechend angepaßt. Die 4 chirurgischen Laien Hirsch, Josefsen, Lebow und Burtscher, haben das chirurgische Handwerk während dieser Jahre schnell gelernt. Bill Baker, der Zeichner, hat sich im Operationssaal nie ganz wohl gefühlt, aber mutig mitgemacht. Turi Josefsen hatte eine besondere Gabe für experimentelle Chirurgie; sie operierte oft selbständig am Hund, und entwickelte mit G. Efron die dreieckige terminoterminale Anastomose (Dreieckanastomose).

In New York wurden alle klassischen operativen Methoden mit den verschiedenen Instrumenten zuerst im Tierversuch durchgeführt: Verschluß von Bronchien, Lungengefäßen, Lungenparenchymen und die Billroth-II-Gastrektomien. Bei Dünn- und Dickdarmresektionen schien es aber unmöglich, das damalige lineare Anastomoseninstrument – GIA – zu gebrauchen, ohne blinde Enden in der klassischen laterolateralen Anastomose zu schaffen. Das zirkuläre Instrument – EEA – wurde erst 15 Jahre später entwickelt. Damals wurde in der Ulkusbehandlung immer mehr Abstand von der Gastrektomie genommen, und zwar zuerst zugunsten der Vagotomie und Drainage, dann wegen verschiedener selektiver Methoden und letztlich zugunsten medikamentöser Behandlungen. Die Klammernahtgeräte schienen nur zum Verschluß von Hohlorganen im Bauch zu dienen, denn die Lungentuberkulose wurde fast ausschließlich medikamentös behandelt, und der Lungenkrebs hatte den heutigen epidemischen Umfang noch nicht erreicht.

Um die Instrumente – besonders das GIA, das ich bevorzuge – mehr in die tägliche Operationspraxis einzuführen, versuchte ich – wie bei der historischen zwei- oder dreizeitigen Methode von Mikulicz zur Resektion von Dickdarmkarzinomen – mit Hilfe der Klammernaht dieselbe Methode primär anzuwenden. Daraus entstand der Begriff „anatomical side-to-side and functional end-to-end anastomosis" (1968).

Auf diese Weise wurde die Anwendung der Klammernaht auf die Bauchchirurgie erweitert, zu einer Zeit als sich die Magenchirurgie veränderte, indem sich der Gebrauch von allen Nähten – Hand oder Maschine – verminderte. Andere interessante Prinzipien wurden mit dieser Methode entdeckt: Klammernaht ohne Serosierung, Kreuzen und Überschneiden von Klammernähten, die Anastomosierung und Resektion in einem Schritt (Anastomose-Resection intégrée von Welter) und die Herstellung von Ersatzorganen für den Magen, Ösophagus und Rektum. Viele dieser Ideen waren den Chirurgen fremd, sie wurden alle zuerst experimentell im Lincoln Hospital erforscht und dann ganz vorsichtig, Schritt für Schritt, am Menschen angewendet.

Am 6. Juni 1967 führte ich die erste Operation am Menschen durch, mit der ersten Generation von Stahlinstrumenten aus amerikanischer Herstellung. Damals wurden die Magazine aus Kunststoff noch am Tage vorher von Turi Josefsen und mir von Hand geladen und für 24 h in einer Sterilisationslösung aufbewahrt und vorbereitet. Die Klammern waren aus Stahl, nicht aus Tantal, wie die russischen Klammern. Die Geräte TA 55, TA 90 und GIA wurden heiß sterilisiert und mußten zuerst steril abgekühlt werden. (Prof. Ravitch hatte einmal in der Eile einen Hundemagen mit einem heißen TA-90-Instrument geklammert und verschlossen. 5 Tage später entwickelte das Tier eine Nekrose der Nahtlinie.) Bei dem Kranken handelte es sich um einen Bürger der dominikanischen Republik, der von Syrien oder Libanon als junger Mann nach Santo Domingo eingewandert war. Auf der Reise nach Montreal hatte er in New York einen Anfall von Erbrechen und es wurde ein präpylorisches Karzinom diagnostiziert. Die Operation fand im Universitätshospital des Albert Einstein College of Medicine während des 5 Tage dauernden Sinai-Feldzuges statt. Der Chirurg stammte aus Luxemburg. Dies ist nur in Amerika möglich! (Meine Frau hatte unsere jüngste Tochter Claire 2 Tage vorher, am 4. Juni 1967, im selben Spital zur Welt gebracht.)

Einige Tage später führte ich im Lincoln Hospital die erste Lungenresektion bei einem Karzinom des linken Unterlappens durch. Turi Josefsen half wieder bei der Auswahl der Magazine und Gegendruckplatten. Die trübe Sterilisationslösung verführte uns zur Wahl einer TA-30-3,5-Druckplatte für die Gefäßklammernaht der unteren pulmonalen Vene. Die Klammern formten sich deshalb nicht regelmäßig genug, hielten aber die Hämostase und erlaubten eine zusätzliche Handnaht zur Sicherung.

Einige Monate später, im Lincoln Hospital, wandten wir das GIA bei einer Duhamel-Operation bei Morbus Hirschsprung an, mit gutem Erfolg. Prof. Theodor Ehrenpreis aus Stockholm beobachtete diese Technik 1968 oder 1969 und wählte dieses Vorgehen vor anderen Standardtechniken. Die Idee, den kolorektalen Stumpf primär mit dem GIA zu durchtrennen, kam von Ravitch.

Im Labor und in der klinischen Praxis gingen wir dann die Probleme des Organersatzes – Speiseröhre, Magen, Rektum – an, und zwar zuerst die maschinell hergestellte Koloplastik für den Ösophagusersatz, später die jejunale Tasche nach Paulino-Roux für den Magenersatz.

Prof. Fernando Paulino (Rio de Janeiro) war im Labor des Lincoln Hospitals anwesend, als wir diese Tasche zum ersten Mal ausprobierten. In den frühen 70er Jahren wurden diese Arbeiten im Montefiore Hospital und dem Veterans Hospital in Pittsburgh fortgesetzt. Nach einem Besuch von Prof. Dan Gavriliu aus Bukarest gaben wir die Koloplastik zugunsten verschiedener Magenschläuche, die mit dem GIA hergestellt wurden, auf. Mein jetziger Mitarbeiter, Dr. Jean-Michel Loubeau, ursprünglich aus Haiti, hatte die ileale Tasche nach Kock als junger Oberarzt in Pittsburgh eingeführt. Zusammen haben wir den Gebrauch der Klammernaht bei dieser Operation entwickelt. 1976 oder 1977 kam Niels Kock als Gastlehrer nach Pittsburgh und führte seine Technik im Veterans Hospital operativ vor, und erlernte die Bedeutung der Klammernaht. Heute ist diese Operation durch den Ileum Pouch mit Analanastomose – auch „klammernahtfähig" – ersetzt worden.

Reisen und Wiederkehr zu den Quellen

Im Frühjahr 1968 nahm ich auf meiner ersten Auslandsreise mit den neuen amerikanischen Instrumenten an der Tagung der Society of Surgeons of Great Britain and Ireland in Dublin teil. Das Interesse an den Instrumenten war höflich, sehr lauwarm.

Im Herbst 1968 fand auf verschiedene Einladungen hin eine längere Europareise statt. Das Interesse war unterschiedlich, aber überall entschieden positiv.

Besonders stolz war ich auf meine Heimat Luxemburg, wo mein guter Freund Fernand Risch sich gleich zu dieser neuen Art und Weise bekannte. Der missionarische Ruf von Luxemburg wurde von meinem heutigen Reisegefährten Roger Welter mit Begeisterung verstärkt, nach einem Besuch in Pittsburgh 1971. Er hat seither viele neue Ideen für die maschinelle Naht entwickelt und sie klinisch zum täglichen Gebrauch gebracht (Anastomosengestaltung und Durchmesser, „Anastomose-résection intégrée", anteriore perineale koloanale Anastomose). Rückblickend hat er so 2 neue Berufe gefunden, und zwar als fachmännischer Gestalter von chirurgischen Kongressen sowie als Berater und Förderer des Museums für Moderne Kunst in Luxemburg, für das er nach den Worten von I. M. Pei – dem Architekten – als „Agent Provocateur" für die Regierungsbehörden und das skeptische luxemburgische Publikum dient. „Belle fin de carrière" würden unsere französischen Freunde sagen.

Nach diesem ersten Besuch kam ich nun fast jedes Jahr – oft mehrmals – nach Europa und Deutschland zurück, nahm teil an den Kongressen der Deutschen Gesellschaft für Chirurgie und war ein verwöhnter Gast im Hause und der Arbeitswelt von vielen Kollegen, die mir gute Freunde wurden (Abb. 11). Besonders erinnere ich mich an die Einladung zum ersten Kieler Symposium 1980, der ich leider nicht Folge leisten konnte, wegen der ersten Symptome eines hartnäckigen Leidens, das mich dann fast 3 Jahre bedrückte. Peter Weil kam an meiner Stelle und erinnert sich noch gut an seinen Aufenthalt und herzlichen Empfang bei Herrn Hamelmann und seiner Familie (Abb. 12).

Anekdotisches aus der Entwicklung der Klammernahtinstrumente und -technik 15

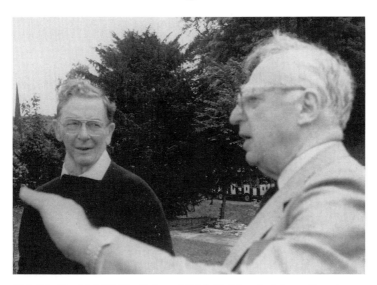

Abb. 11. Prof. M. M. Ravitch und F. M. Steichen bei einem Sparziergang durch die alte Festung Luxemburg während des Internationalen Kongresses über Klammernahtgeräte vom 2.–4. Juni 1988. Prof. Ravitch starb am 1.3.1989

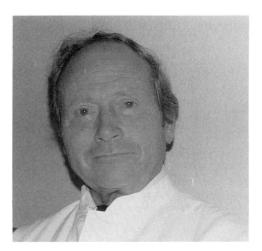

Abb. 12. Prof. Dr. Horst Hamelmann, Direktor der Chirurgischen Universitätsklinik Kiel (1978–1991), Wegbereiter der Klammernahttechnik in Deutschland

Mit besonderer Freude denke ich an das Symposium in Düsseldorf im November 1984 zum Anlaß der Emiritierung von Herrn Prof. Karl Kremer. An diesen ersten Besuch nach meiner krankheitsbedingten Abwesenheit werde ich mich noch lange erinnern. Ein großes, einzigartiges Erlebnis für meine Familie und mich war meine Wahl zum korrespondierenden Mitglied der Deutschen Gesellschaft für Chirurgie, beim Berlin Kongreß 1990. Für mich schloß sich

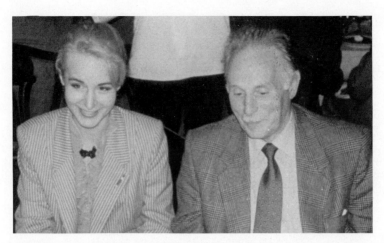

Abb. 13. Prof. Yu Gritsman, Pionier der russischen Klammernahtgeräte, mit einer russischen Mitarbeiterin von Auto-Suture

1991 der Kreis mit einem Besuch Moskaus und anschließend St. Petersburgs, den beiden Städten, in denen 1958 alles begann.

Prof. Yu Gritsman, Pionier der russischen Klammernahtgeräte und ein chirurgischer Held für mich, besuchte im Frühjahr seinen Sohn Andrei Gritsman, der als Pathologe am Lenox Hill Hospital arbeitet, wo ich als Chirurg tätig bin (Abb. 13). Prof. Gritsman und ich begegneten uns zum ersten Mal dann in New York und wieder 3 Tage während meiner Reise nach Moskau Ende Mai/Anfang Juni 1991. Er ist rüstig, jetzt 71 Jahre alt, physisch und geistig aktiv, und arbeitet jeden Tag, aber nicht mehr als operativer Chirurg. Er erklärte meiner Frau und mir Rußland – seine Geschichte, Künstler, Schriftsteller, Wissenschaftler, Poeten, Herrscher –, das wir so besser verstehen können. Er und seine Gemahlin wurden für uns Freunde, die man schon immer gekannt hat. Der Anlaß der Reise nach Moskau war ein Symposium über kolorektale und laparoskopische Chirurgie und der Austausch zwischen amerikanischen Chirurgen und russischen Kollegen am Institut für kolorektale Chirurgie. So hat sich der Kreis auch für die United States Surgical Corporation geschlossen: In die Stadt, in der Hirsch die ersten russischen Patente erwarb, brachten Turi Josefsen und ihre Mitarbeiter die fast unglaubliche Entwicklung der modernen Klammernaht und der minimalinvasiven Chirurgie, die in einer freien Wirtschaft möglich waren, so wie sie Rußland jetzt auch anstrebt. Wenn dieser symbolische Kreis als Beispiel dienen kann für die zukünftigen Beziehungen zwischen Ost und West, dann dürfen wir auf ein besseres Verständnis zwischen den Menschen und auf Frieden hoffen.

Entwicklung und Stand der zirkulären Klammernahtgeräte

B. Ulrich, N. Kockel und G. Holbach

Geräte zur maschinellen Nahttechnik werden unterteilt in lineare, zirkuläre und in Anastomosierungsgeräte. Maschinelle Nahttechniken bedienen sich entweder des Prinzips der Klammerung oder der Kompression (Murphy-Prinzip).

Das erste zirkuläre Klammernahtgerät war russischen Ursprungs und wurde bereits 1962 klinisch angewandt. Das Nachfolgegerät (SPTU) hat in der Folgezeit bis Mitte der 70er Jahre mehr und mehr Anhänger unter Viszeralchirurgen gefunden und wurde auch im westlichen Europa häufig eingesetzt. Sein Nachteil gegenüber der nachfolgenden Generation amerikanischer zirkulärer Klammernahtgeräte war, daß sie mit Einzelklammern per Hand gefüllt werden mußten und nur eine Klammernahtreihe aufwiesen. Die heute gebräuchliche Generation zirkulärer Stapler hat eine Doppelreihe versetzter Klammern [24]. Die Einstellung deutscher Chirurgen zur Klammernahttechnik wird aus einer Fragebogenaktion des Jahres 1985 deutlich, aus der hervorgeht, daß eine hohe Akzeptanz der Klammernahtgeräte besteht, und daß fast alle Chirurgen, die mit Klammernahtgeräten Erfahrung haben, glauben, daß mit der Anwendung eine verkürzte Operationszeit verbunden und daß die operative Indikationsbreite erweitert wird [29].

Der Streit, ob die Klammernaht sicherer sei als die Handnaht, ist bis heute nicht entschieden. Bisher haben Studien keine signifikanten Unterschiede hinsichtlich der Insuffizienzrate erbringen können [25, 27]. Sicher scheint nur, daß ein Vorteil der Stapler beim tiefen Rektum vorhanden ist, weil damit, so Ballantyne [1], etwa 12% der Rektumkarzinompatienten ein Anus praeter erspart werden kann. Während bei den linearen Staplern der Fa. Auto Suture (Marktführer) immer die B-Form erreicht wird – d.h. man wählt die Klammergröße anhand der Farbe des Magazins vor –, wird bei den zirkulären Klammernahtgeräten je nach Gewebedicke die sonst übliche B-Form der Klammer variiert. Entweder wird zuviel Metall eingebracht oder die Klammer schließt sich nicht ganz zur B-Form.

Die heute auf dem Markt befindlichen zirkulären Stapler arbeiten entweder nach dem Prinzip der Klammerung oder nach dem Kompressionsprinzip. Zu der ersten Gruppe gehören das russische SPTU-Gerät, das weltweit am häufigsten benutzte EEA-Gerät (Auto Suture) und das ILS-Gerät der Fa. Ethicon sowie der Flexistapler der Fa. 3M. Nach dem Kompressionsprinzip

Tabelle 1. Zirkuläre Klammernahtgeräte

Firma	Auto-Suture	Ethicon	3 M	Braun
Metallgerät	EEA			
Magazingröße (mm)	25, 28, 31			
Einmalgerät	DEA	PROXIMATE ILS		VALTRAC
Gerätegröße (mm)	25, 28, 31	21, 25, 29, 33		28, 31, 34
Gebogener Schaft	CDEEA		Flexistapler	
Gerätegrößen (mm)	21, 25, 28, 31		21, 25, 28, 31	
Abnehmbarer Gerätekopf	Premium CEEA	Proximate ILS		
Gerätegrößen (mm)	25, 27, 31	21, 25, 29, 33		

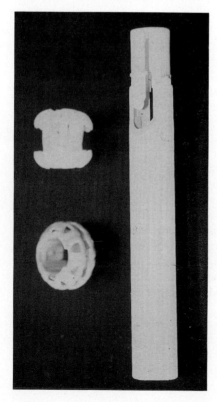

Abb. 1. Biofragmentierbarer Anastomosenring (Valtrac) mit Trägergerät

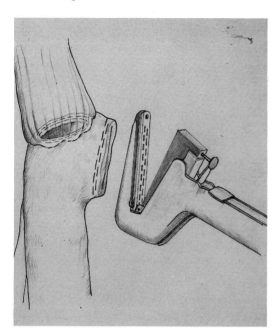

Abb. 2. Ösophagojejunostomie in der Krückstocktechnik

arbeiten das russische AKA2-AKA4-Gerät [14], der sog. biofragmentierbare Anastomosenring (BAR; Abb. 1) [15], der Rosati-Ring [22], der Jansen-Ring [16] und der Cziky-Apparat [4]. Die Hauptindikation für die zirkulären Stapler sind Anastomosen von Hohlorganen, insbesondere des Ösophagus und des Rektums sowie in seltenen Fällen die Sperroperation des distalen Ösophagus [30].

Bei der Rektumanastomose bevorzugen wir die End-zu-End-Anastomose (one layer technic) und bei Anastomosen des Analringes mit einem Pouch die Double layer technique [10].

Die auf dem Markt befindlichen zirkulären Stapler mit den unterschiedlichen Klammergrößen und verschiedenen Außendurchmessern sind Tabelle 1 zu entnehmen. Für die Ösophagusanastomose nach Gastrektomie benutzen wir – wenn möglich – das EEA-28, für die Rektumanastomose das Gerät mit dem größten Durchmesser (meist ILS-33). Am zervikalen Ösophagus bietet sich ein Gerät mit dem Außendurchmesser von 21 mm an. Die bei allen Geräten ausgestanzten Ringe sollten komplett sein. Es gibt allerdings auch Insuffizienzen bei kompletten Ringen. Es empfiehlt sich daher eine Überprüfung der Anastomosensuffizienz durch Aufdehnung mit einer intraluminären Flüssigkeit.

Die Technik der Ösophagusanastomose nach Gastrektomie ist aus den Abb. 2 und 3 ersichtlich. Durch Einsatz eines Hakens kann nach Eröffnung des Centrum tendinium bis in die Höhe der Trachealbifurkation ohne Thoraxeröffnung operiert werden. Wir bevorzugen die Tabaksbeutelnaht per Hand. Mit der Tabaksbeutelnahtklemme gibt es immer wieder Probleme (Anlegen im

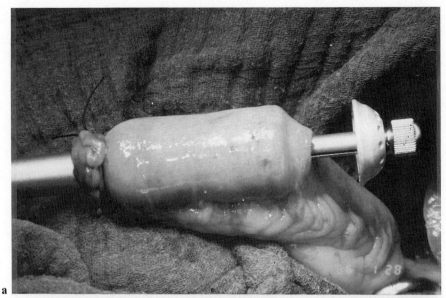

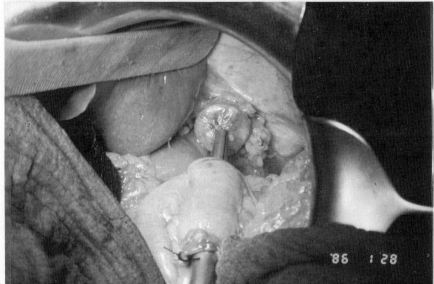

Abb. 3a,b. Herstellen der End-zur-Seit-Ösophagojejunostomie im Rahmen der Gastrektomie (Operationsbilder). **a** In das nach Roux-Y ausgeschaltete Jejunum wird ein zirkuläres Klammernahtgerät (hier EEA 28) zunächst ohne Gegendruckplatte eingeführt und nach Stichinzision antimesenterial ausgeleitet. Die Gegendruckplatte wird anschließend wieder aufgedreht. **b** Die Gegendruckplatte wird in den Ösophagusstumpf eingeführt. Die Tabaksbeutelnaht wird verknotet

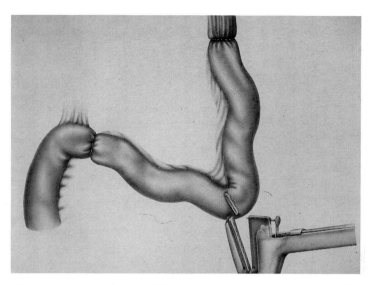

Abb. 4. Magenersatz durch Dünndarminterposition in der Technik nach Longmire. Mit einem zirkulären Klammernahtgerät (z. B. EEA 28 bzw. ILS 29), welches über eine gesonderte antimesenteriale Eröffnung in der Mitte des transponierten Jejunums eingeführt wird, werden die Anastomosen zwischen Ösophagus und Jejunum sowie zwischen Jejunum und Jejunum hergestellt. Die Jejunotomie kann mit einem linearen Klammernahtgerät (hier TA 55 blau) quer verschlossen werden

Mediastinum oder im tiefen Rektum problematisch; schmale unsichere Anastomosenringe). Bei der üblichen Gastrektomie bevorzugen wir in der Roux-Y-Technik die „Krückstockanastomose" (Abb. 3). Mit den zirkulären Staplern kann aber problemlos die Longmire-Technik mit End-zu-End-Anastomose am Ösophagus und Duodenum vorgenommen werden (Abb. 4).

Bei der transhiatalen oder mediastinalen Anastomose nach vorheriger Mitentfernung eines größeren Anteils (mindestens 10 cm) des Ösophagus bevorzugen wir die maschinelle End-zu-End-Anastomose (Abb. 5). Diese Anastomosen sind deutlich erleichtert worden durch die Einführung der Geräte CEEA der Fa. Auto Suture (Abb. 6) und ILS-Proximate der Fa. Ethicon (Abb. 7). Der Vorteil dieser Geräte besteht darin, daß die Gegendruckplatten einzeln eingeführt werden können und später an das Hauptgerät angekoppelt werden. Anastomosen mit dem Restmagen sollten nur noch in Ausnahmefällen wegen der schweren Refluxösophagitis vorgenommen werden. Wie man hoch oberhalb des Zwerchfelles ohne Thoraxeröffnung Anastomosen anlegen kann, ist aus Abb. 8 ersichtlich.

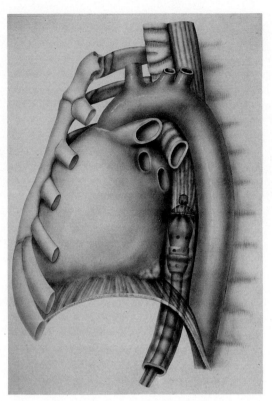

Abb. 5. Transmediastinale End-zu-End-Ösophagojejunostomie

Das neue Gerät der Fa. 3M (Flexistapler) ist in der Anwendung problemlos, aber extrem teuer. Bei einer Verlängerung des Gerätes wäre es vielleicht in Zukunft möglich, besser als bisher vom Bauch aus Anastomosen mit dem Ösophagus transmediastinal ohne Thorakotomie in der Thoraxapertur maschinell anzulegen. Maschinelle Ösophagusanastomosen sind auf verschiedenen Wegen bereits versucht worden. Mittels eines japanischen Gerätes mit einem Außendurchmesser von 25 mm wurde bereits Ende der 70er Jahre versucht, transoral kollare Anastomosen am Ösophagus herzustellen. Die Ösophagusmuskulatur ist dabei fast immer gesprengt worden, so daß Handübernähungen nötig wurden. Die Anwendung zirkulärer Stapler im Sinne der Krückstocktechnik mit Staplern der Größe 21 mm (Abb. 9) wurde von uns wieder aufgegeben, obwohl die Nahtinsuffizienzrate gegenüber der Handnaht deutlich zurückgegangen war (bei 11 Anastomosen 1 Insuffizienz). Aber alle kollaren Stapleranastomosen mußten später wegen klinisch manifester Stenosen bougiert werden [28].

Entwicklung und Stand der zirkulären Klammernahtgeräte

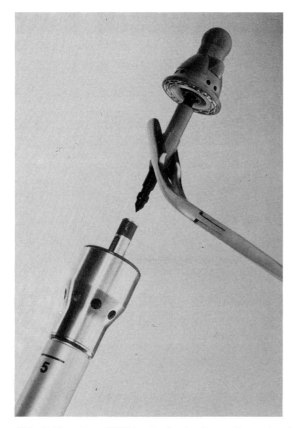

Abb. 6. Premium CEEA mit abnehmbarer Gegendruckplatte

Wir verwenden Klammernahtgeräte nur da, wo sie der Handnaht überlegen sind. Das bedeutet, daß wir zirkuläre Stapler im wesentlichen am Ösophagus und Rektum verwenden. Die Hersteller bieten die Geräte natürlich für viele andere Indikationen an, u. a. auch für die BI-Magenresektion. Diese Indikation wurde von den russischen Kollegen mit Klammernahtgeräten bereits Anfang der 60er Jahre veröffentlicht. Neben der Gefahr von Nachblutungen (v. a. nach Anwendung des GIA-Gerätes) besteht der Nachteil des erhöhten Preises bei relativ geringem Zeitgewinn. Außerdem ist in einer Ausbildungsklinik das Erlernen der Handnaht und das Training der Handnaht unersetzlich. Bei den Rektumanastomosen haben sich bei uns v. a. die ILS-33-Geräte wegen des größeren Durchmessers bewährt. Die Anwendung von konischen Hütchen erleichtert das Einführen der Gegendruckplatte in den oralen Darmstumpf. Die Double Stapler technique (Abb. 10) [13] wenden wir nur in Ausnahmefällen und insbesondere bei Pouchanastomosen mit einem extrem kurzen Rektumstumpf an [10]. Im Falle einer Pouchanastomose mit dem Rektumstumpf verwenden wir dann der einfachen Handhabung wegen das Premium-CEEA-

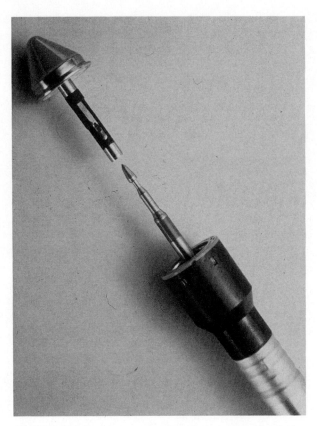

Abb. 7. ILS-Proximate mit abnehmbarer Gegendruckplatte

Gerät. In diesem Falle erleichtert die zusätzlich angebotene flachköpfige Gegendruckplatte das Einbringen derselben in den Pouch (Abb. 11).

Beim Rektumprolaps bietet sich für alte Patienten, v. a. aber für solche mit psychiatrischen Leiden, als kleiner Eingriff die extrakorporale Rektumresektion an [23]. Mit zirkulären Klammernahtgeräten kann die extrakorporale Resektion in weniger als 30 min problemlos durchgeführt werden. Nach Durchtrennung der äußeren Wand und Anlegen einer Tabaksbeutelnaht wird extrakorporal reseziert und eine zweite Tabaksbeutelnaht angelegt. Mittels des zirkulären Gerätes (meist ILS-33) wird die maschinelle supraanale Anastomose hergestellt (Abb. 12).

Die bisher vorgestellten Geräte arbeiten mit einer doppelten Klammernahtreihe aus Chrom-Nickelstahl oder neuerdings auch aus Titan. Weitere Geräte sind auf dem Markt, die nach dem Kompressionsprinzip bzw. Murphy-Prinzip [19] arbeiten. Zu diesen Geräten zählte als erstes das russische AK 2-Gerät. Die heute auf dem Markt befindliche Weiterentwicklung stellt das AKA 4-Gerät dar. Beide Geräte haben sich aber in Deutschland nicht durchgesetzt. Es blieb

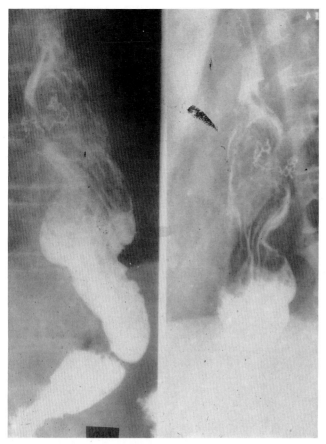

Abb. 8. Röntgenbreischluck nach Herstellen einer transmediastinalen Ösophagusanastomose. Man erkennt die hoch im Thorax gelegene zirkuläre Klammernahtreihe und etwas darunter die lineare Klammernahtreihe, die der Absetzungslinie des Jejunums entspricht

bei geringen Fallzahlen [14]. Durchgesetzt hat sich inzwischen dagegen der sog. biofragmentierbare Anastomosenring BAR (Abb. 1) [15].

Nach dem gleichen Prinzip wie das AKA-Gerät arbeiten der Rosati-Ring, ein Produkt eines italienischen Kollegen [22], der Jansen-Ring aus Holland [16] und der Cziky-Apparat aus Ungarn [4]. Das Problem des AKA 2-Gerätes war seine komplizierte Technik und Bedienung mit gefährlichen Konsequenzen für den Patienten. Möglicherweise hat sich aufgrund dieser Probleme die inzwischen sichere Weiterentwicklung des AKA 4 nicht durchgesetzt. Diesen Geräten eigen ist die Ringabstoßung mit den nekrotischen Ringen, deren Überwachung gelegentlich Probleme bereiten kann. Die Indikation für den Einsatz der Geräte würden wir bei Anastomosen bei entzündlichen Darmerkrankungen (Morbus Crohn) sehen.

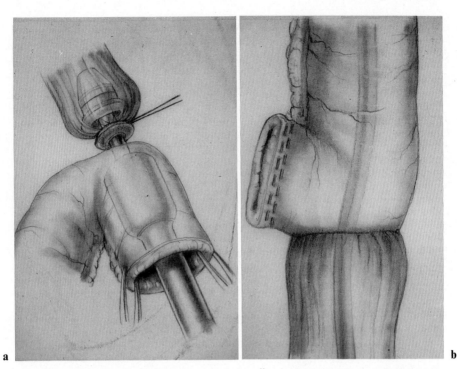

Abb. 9. a Herstellen einer kollaren End-zu-Seit-Ösophagogastrostomie (Krückstocktechnik) mit dem ILS, **b** fertiggestellte Anastomose nach Absetzen mit einem linearen Klammernahtgerät. Eine Magensonde wurde über die Anastomose geschoben

Der biofragmentierbare Anastomosenring besteht einerseits aus Barium und andererseits aus Polyglykolsäure. Er zersetzt sich innerhalb von 3 Wochen. Reste können im Stuhl nachgewiesen werden (Abb. 13). Mittels eines Trägergerätes kann er in Darmlumina eingeführt werden (Abb. 14). Durch Kompression der beiden Anteile kommt es zu einer Anastomose nach dem Murphy-Prinzip. Wir selbst haben nach 5 aufeinanderfolgenden, komplikationslosen Einsätzen des BAR-Ringes auf die weitere Verwendung aus Kostengründen verzichtet. Gegenüber der Handanastomose hatte sich auch kein wesentlicher Zeitgewinn herausgestellt. Über eine größere Fallzahl von über 100 Anwendungen hat inzwischen Thiede berichtet [26]. Er hat dabei über eine radiologische Insuffizienzrate von 4% und eine klinische Insuffizienzrate von 2% berichtet. Auffälligerweise waren Insuffizienzen nur am Dickdarm, nicht aber am Dünndarm nachweisbar. Leider besteht zur Zeit noch keine Möglichkeit, das BAR-Gerät transanal mittels eines Trägergerätes anzuwenden. Die Verwendung der Kompressionsringe zur Herstellung von Rektumanastomosen mittels dieses Prinzips wäre von Vorteil, da Klammern mit Fremdkörperreaktionen und Streustrahlen im CT entfallen würden.

Die Wertigkeit der zirkulären Klammernahtgeräte soll anhand des eigenen Krankengutes demonstriert werden. Von 105 Patienten mit Magenkarzinomen

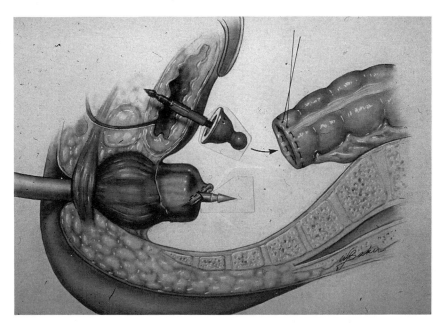

Abb. 10. Double-Stapling-technique bei der tiefen Rektumanastomose mit dem Premium CEEA (bzw. mit dem ILS-Proximate)

wurden 61 gastrektomiert. Dabei wurde 47mal eine abdominelle Ösophagusanastomose und 14mal eine transdiaphragmale Anastomose angelegt. Nur in 10 der 61 Fälle wurde nicht das EEA-Gerät genommen (Tabelle 2). In der Literatur wird eine durchschnittliche Insuffizienzrate bei Ösophagusanastomosen in der Staplertechnik von 6% angegeben (Tabelle 3). Im eigenen Krankengut lag diese für abdominelle Anastomosen bei 4%. Leider gab es auch eine Insuffizienz bei den 14 transdiaphragmalen Anwendungen (7%). Es handelte sich hier allerdings um eine Anastomose mit dem interponierten Kolon (Tabelle 4).

Die Indikation zur Stapleranwendung im Kolorektalbereich beschränkt sich fast ausschließlich auf das Rektum und Sigma (Abb. 15). Bei großen Lumina und tiefer Anastomose bevorzugen wir das Gerät mit dem größten Durchmesser (z. Z. das ILS-33-Gerät). Die Insuffizienzrate in der Literatur bei kolorektaler Chirurgie wird durchschnittlich mit 4% angegeben (Tabelle 5). Wir haben seit 1989 in Anlehnung an Thiede die Einteilung in die verschiedenen Abschnitte des Rektums vorgenommen und gesehen, daß die Insuffizienzen immer nur im unteren Drittel auftraten (Abb. 16).

Primärinsuffizienzen wurden intraoperativ übernäht, sie traten in 7,7% der Fälle auf. Postoperativ wurde bei den so behandelten Patienten in keinem Fall eine Insuffizienz beobachtet. Sekundäre Insuffizienzen betrafen, wie schon erwähnt, den untersten Rektumabschnitt und kamen in 3,8% der Fälle vor.

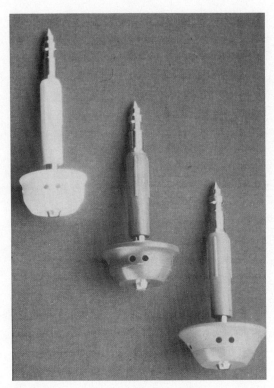

Abb. 11. Flachköpfige Gegendruckplatte für das Premium CEEA-Gerät

Tabelle 2. Verwendete Klammernahtgeräte zur Herstellung von Ösophagusanastomosen (Chirug. Klinik Krankenhaus Düsseldorf-Gerresheim 10/86 bis 3/92)

	Abdominal	Transhiatal	Gesamt
EEA 28	42	9	51
EEA 31	1	1	2
CEEA 28	3	4	7
ILS 28	1	0	1
Gesamt	51	14	61

Entwicklung und Stand der zirkulären Klammernahtgeräte

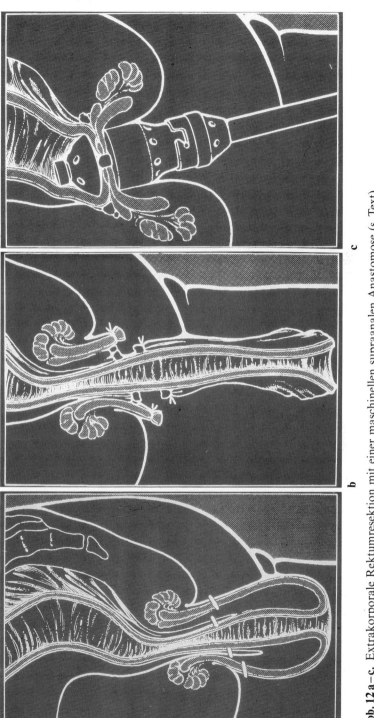

Abb. 12 a–c. Extrakorporale Rektumresektion mit einer maschinellen supraanalen Anastomose (s. Text)

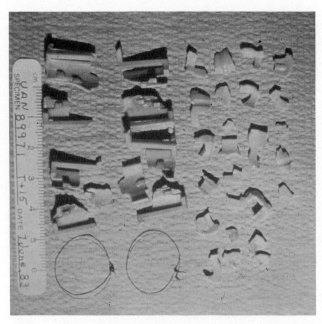

Abb. 13. Im Stuhl ausgeschiedene Reste des biofragmentierbaren Anastomosenringes

Tabelle 3. Literaturvergleich der Stapleranastomosen am Ösophagus

Autoren	Patienten	Insuffizienzen	Insuffizienrate %
Bardini et al. [2] 1986	258	11	4,2
Blum et al. [3] 1987	135	17	12,3
Peracchia et al. [20] 1986	467	49	10,4
Fang et al. [7] 1987	5507	209	3,8
Du et al. [6] 1986	150	4	2,7
Wong et al. [31] 1985	174	6	3,4
Gesamt	6691	296	4,42

Entwicklung und Stand der zirkulären Klammernahtgeräte

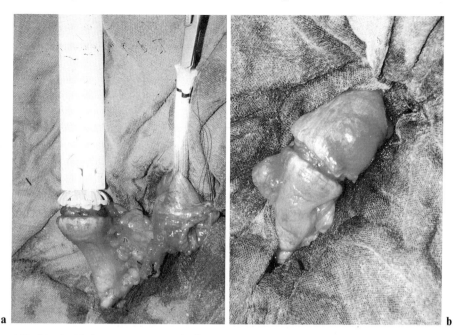

Abb. 14a, b. Kolonanastomose mit dem BAR: **a** BAR wird mit dem Haltegriff in ein Darmlumen eingeführt, die Tabaksbeutelnaht verknotet. **b** Die zweite Ringhälfte wird in das andere Lumen eingeführt, die zweite Tabaksbeutelnaht wird verknotet. Durch Zusammendrücken der beiden Ringhälften in axialer Richtung wird anschließend die Kompressionsanastomose hergestellt

Tabelle 4. Komplikationen nach Klammernahtanastomosen nach Gastrektomie (Chirurg. Klinik Düsseldorf-Gerresheim 10/86–3/92)

	Abdominal		Transdiaphragmal	
Gesamt	$n = 47$		$n = 14$	
	n	(%)	n	(%)
Intraoperativ				
– Stenose	1	(2%)	0	
– Insuffizienz	1	(2%)	0	
Postoperativ				
– Blutung	1	(2%)	0	
– Insuffizienz	2	(4%)	1	(7%)
– Davon letal	0		1	(7%)

Tabelle 5. Literaturvergleich der kolorektalen Stapleranastomosen

Autoren	Patienten	Insuffizienzen	Insuffizienrate %
Cutait u. Cutait [5] 1986	140	10	7,1
Fazio [8, 9]			
1984	162	5	3,0
1985	84	1	1,2
Feinberg et al. [11] 1986	79	6	7,6
Gordon u. Dalrymple [12] 1986	143	1	0,7
Kennedy et al. [17] 1983	174	8	4,6
Polglase [21] 1986	120	13	10,8
Thiede et al. [25] 1986	301	16	5,3
Knight u. Griffen [18] 1987	64	1	1,5
Gesamt	1472	64	4,35

Tabelle 6. Kolorektale Staplerinsuffizienzen am KH Düsseldorf-Gerresheim (1.1.89–31.12.91)

Diagnose	Therapie	Anastomosenhöhe	TNM	Stapler
Primäre Insuffizienz (7,7%)				
Sigmakarzinom	Sigmaresektion	10	II	EEA 31
Rektumkarzinom	Anteriore Resektion	5	II	AKA 31
Rektumkarzinom	Anteriore Resektion	6	IV	ILS 33
Rektumkarzinom	Anteriore Resektion	5	III	ILS 33
Rektumkarzinom	Anteriore Resektion	6	IV	EEA 31
Rektumkarzinom	Anteriore Resektion	3	I	ILS 33
Sekundäre Insuffizienz (3,8%)				
Rektumkarzinom	Anteriore Resektion	10	III	ILS 33
Rektumkarzinom	Anteriore Resektion	5	III	ILS 33
Rektumprolaps	Extrakorporale Resektion	6	–	ILS 33

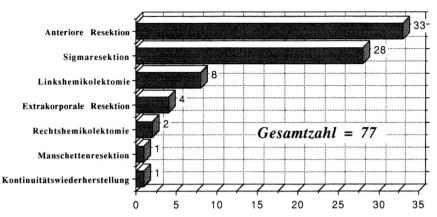

Abb. 15. Indikation der Stapleranastomosen in der kolorektalen Chirurgie (Krankenhaus Düsseldorf-Gerresheim, 1.1.89 bis 31.12.91)

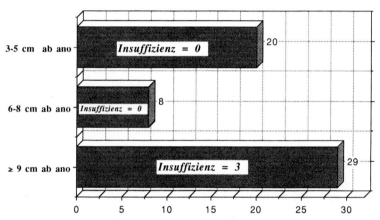

Abb. 16. Anastomosenlokalisation der letzten 57 transanalen Klammernahtanastomosen (Krankenhaus Düsseldorf-Gerresheim 1/89 bis 12/91)

Insgesamt hatten wir seit 1986 eine Insuffizienzrate von 3,7 % bei kolorektalen maschinellen Anastomosen zu verzeichnen. Wenn man eine extrakorporale Rektumresektion mit Insuffizienz ausnimmt (Indikation beim Prolaps), dann verbleibt eine Insuffizienzrate von 3,2 % für die intraabdominellen tiefen Rektumanastomosen mit Staplern (Tabelle 6).

Seit 1986 wurden insgesamt 245 Stapleranastomosen in unserem Hause durchgeführt. Die Hauptindikationen waren dabei Ösophagusanastomosen nach Gastrektomie und kolorektale Anastomosen im Rektosigmoidbereich. Am Ösophagus wurde fast ausschließlich das EEA-28, im Rektumsigmoidbereich mehrheitlich das ILS-33 zur Anwendung gebracht (Tabelle 7). Insgesamt verzeichneten wir bei zirkulären Stapleranastomosen eine Insuffizienzrate von 3,7 %.

Tabelle 7. Einsatz zirkulärer Stapler am KH Düsseldorf-Gerresheim

	CEEA 21	CEEA 28	EEA 25	EEA 28	EEA 31	ILS 21	ILS 25	ILS 29	IIS 33	AKA 31	BAR
Ösophagus-Magen kollar	1	–	–	–	–	–	–	–	–	–	–
Ösophagus-Magen abdominal	–	–	–	–	–	8	3	1	–	–	–
Ösophagus-Jejunum abdominal	–	3	–	42	1	–	–	–	–	–	–
Ösophagus-Jejunum thorakal	–	3	–	9	1	–	–	–	–	–	–
Ösophagus-Kolon kollar	–	–	–	–	–	1	–	–	–	–	–
Ösophagus-Kolon thorakal	–	1	–	–	–	–	–	–	–	–	–
Magen-Jejunum	–	–	–	1	–	–	1	–	–	–	–
Duodenum-Jejunum	–	–	–	2	–	–	–	–	–	–	–
Jejunum-Jejunum	–	–	1	2	–	–	–	–	–	–	–
Ileum-Kolon	–	–	1	2	2	–	–	–	–	–	8
Kolon-Kolon	–	–	–	–	3	–	–	1	–	–	–
Kolon-Rektum	2	–	–	11	78	–	–	4	46	5	2
Rektum-Rektum extrakorporal	–	–	–	–	2	–	–	–	5	–	–
Gesamt	3	7	2	69	87	9	4	6	51	5	2

Literatur

 1. Ballantyne GH, Beart RW Jr (1985) Maschinelle Anastomosen in der colorektalen Chirurgie. Indikationen und Ergebnisse. Chirurg 56:223–226
 2. Bardini R, Tremolada C, Anosadini A, Peracchia A (1986) Mechanical sutures in esophageal surgery. Personal experience. Abstract of International Esophageal Week, Munich, Sep. 14–19, 1986:80
 3. Blum M, Kessler B, Bünte H (1987) The influence of stapled anastomosis compared to hand made anastomosis on complication rate and mortality after resection of esophagus carcinoma. Abstract of international Esophageal Week, Munich, Sept. 14–19, 1987:81
 4. Csiky M, Gal S, Fékété G, Nosko K (1985) Experience with MaSa-2 anastomotic device in rectal surgery. Coloproctology XI 2:111
 5. Cutait DE, Cutait R (1987) Stapled anterior resection of the rectum. In: Ravitch MM, Steichen FM (eds) Principles and practice of surgical stapling. Year Book, Chicago London Boca Raton, pp 388–401
 6. Du XQ, Chang YD, Yang JS et al. (1986) Clinical experience in 150 cases using the tube shaped anastomotic staples. Abstract of International Esophageal Week, Munich, Sept. 15–19, 1986:81
 7. Fang SL, Li ZC, Wang MF (1987) Results of surgical treatment in 6123 cases of carcinoma of esophageus and gastric cardia. Clin J Surg 25:452
 8. Fazio VW (1984) Advances in the surgery of rectal carcinoma utilizing the circular stapler. In: Spratt JS (ed) Neoplasms of the colon, rectum and anus, 1st edn. Saunders, Philadelphia, pp 268–288
 9. Fazio VW, Jagelman DG, Lavery IC, McGonagle BA (1985) Evaluation of the Proximate-ILS circular stapler. Ann Surg 201:108
10. Fazio VW (1988) Cancer of the rectum – Spincter saving operation. Surg Clin North Am 68/6:1367–1382
11. Feinberg SM, Parker F, Cohen Z (1986) The double stapling technique for low anterior resection of rectal carcinoma. Dis Colon Rectum 29:885
12. Gordon PH, Dalrymple S (1987) The use of staples for reconstruction after colonic and rectal surgery. In: Ravith MM, Steichen FM (eds) Principles and practice of surgical stapling. Year Book, Chicago London Boca Raton, pp 4902–4931
13. Griffen FD, Knight CD Sr, Whitaker JM, Knight CD Jr (1990) The double stapling technique for low anterior resection. Results, modifications and observations. Ann Surg 211:745–751
14. Gross E, Eigler FW (1986) Die nahtlose Kompressionsanastomose am distalen Kolon und Rektum. Methode und Ergebnisse. In: Ulrich B (Hrsg) Klammernahttechnik, Chirurgische Gastroenterologie. TM-Verlag, Hameln
15. Hardy TG Jr, Aguilar PS, Stewart WR et al. (1987) Initial clinical experiences with a biofragmentable ring for sutureless bowel anastomosis. Dis Colon Rectum 30:55
16. Jansen A, Brumelkamp WH, Davies GAG, Klopper PJ, Keeman JN (1981) Clinical applications of magnetic rings in colorectal anastomosis. Surg Gynecol Obstet 153
17. Kennedy HL, Rothenberger DA, Goldberg SM (1983) Colocolostomy and coloproctostomy utilizing the circular intraluminal stapling devices. Dis Colon Rectum 26:145
18. Knight CD, Griffen FD (1984) Techniques of low rectal reconstruction. Curr Probl Surg 20:391
19. Murphy B (1992) Cholecysto-intestinal, gastrointestinal, entero-intestinal anastomosis and approximation without sutures. Med Record 42:665
20. Peracchia A, Bardini A, Tremolada C, Ancona E (1986) Esophago-visceral anastomotic leaks: prevention, diagnosis, treatment. Abstract of International Esophageal Week, Munich, Sept. 14–19, 1986:82
21. Polglase MS (1987) Anterior resection for carcinoma of the rectum. In: Ravitch MM, Steichen FM (eds) Principles and practice of surgical stapling. Year Book, Chicago London Boca Raton, pp 373–387

22. Rosati R, Rebuffat C, Pezzuoli G (1988) A new mechanical device for circular compression anastomosis. Ann Surg 207:245
23. Rötker J, Ulrich B, Kockel N (1989) Extrakorporale Rektumresektion beim Analprolaps mit dem Klammernahtgerät. Chirurg 60:505–508
24. Steichen FM (1986) Die Geschichte und der Einfluß von Klammernahtgeräten in der Chirurgie. In: Ulrich B (Hrsg) Klammernahttechnik, Chirurgische Gastroenterologie. TM-Verlag, Hameln
25. Thiede A, Hamelmann H (1987) Manuelle Naht versus/sive Maschinennaht aus der Sicht Deutschlands. Langenbecks Arch Chir 372 (Kongreßbericht):105–112
26. Thiede A, Schubert G, Klima J, Schmidt L (1991) Enterale Anastomosen mit dem biofragmentierbaren Valtrac-Ring. Eine prospektive Studie. Chirurg 62:819–824
27. Troidl H, Büechl S, Kusche J, Gauda P (1987) Advocatus diaboli-Kommentar. Langenbecks Arch Chir 372 (Kongreßbericht):113–120
28. Ulrich B, Kockel N (1988) Collare Stapler Anastomose nach Ösophagusresektion: Vortrag zur 105. Tagung der Deutschen Gesellschaft für Chirurgie, München
29. Ulrich B, Winter J (1986) Ergebnisse einer Umfrageaktion bei den deutschen Chirurgen betreffs Klammernahtchirurgie im Herbst 1985. In: Ulrich B (Hrsg) Klammernahttechnik, Chirurgische Gastroenterologie. TM-Verlag, Hameln
30. Vankemmel MH, Thureau-Alhinc C, Vankemmel VH (1986) Höchstselektive portale Dekompression durch mechanische Klammernahtgeräte. In: Ulrich B (Hrsg) Klammernahttechnik, Chirurgische Gastroenterologie. TM-Verlag, Hameln
31. Wong J, Cheung H, Lui R, Fan YW, Smith A, Siu KF (1987) Esophago-gastric anastomosis performed with a stapler: the occurrence of leakage and stricture. Surgery 101:408–415

Stapler am Gastrointestinaltrakt – pro und contra*

A. H. Hölscher und J. R. Siewert

Klammernahtgeräte werden in nahezu allen Bereichen der gastroenterologischen Chirurgie als Alternative zur Handnaht angewendet. Die Indikationen zur Staplernaht werden jedoch kontrovers diskutiert [1, 3, 6, 30, 39, 43]. Ausgesprochene Protagonisten der Klammernahtgeräte führen nahezu sämtliche Nähte am Gastrointestinaltrakt mit Staplern aus, während konservativ eingestellte Chirurgen nach wie vor ausschließlich die Handnaht verwenden. Die meisten Chirurgen benutzen beide Nahtmethoden parallel und setzen den Stapler nur für solche Operationsschritte ein, bei denen er besonders geeignet erscheint.

Ziel dieser Übersicht war es, anhand von gesicherten Fakten aus der Literatur einige Fragen zum Grundprinzip des Staplers zu klären, die klinischen Resultate mit denjenigen der Handnaht zu vergleichen und damit die wichtigsten Indikationen herauszuarbeiten. Ergänzt wird diese Recherche durch die Ergebnisse einer Umfrage an 213 Chirurgen aus den verschiedensten Krankenhäusern in Deutschland, der Schweiz, Österreich, Skandinavien und England, die während des Kurses der Arbeitsgemeinschaft für Gastroenterologische Chirurgie 1991 in Davos stattfand.

Staplerprinzip

Kanzerogenität

Es gibt keine gesicherten Hinweise aus klinischen Studien, die zeigen, daß Metall als Nahtmaterial eine höhere Kanzerogenität besitzt als Fadenmaterial. Dieses bezieht sich nicht nur auf Klammernahtgeräte, sondern auch auf die in manchen Kliniken bei bestimmten Indikationen schon seit langer Zeit verwendeten Drahtnähte [38].

Im Tierexperiment ist die Kanzerogenität von Faden- bzw. Stahldrahtmaterial verglichen worden [8]. Dabei wurden Ratten zur Induktion von Kolontumoren mit 1,2-Dimethylhydrazin behandelt und neben den Kontrol-

---

* Dieser Beitrag wurde in Langenbecks Arch Chir (1992) 377:56–64, erstmals abgedruckt.

len in unterschiedlichen Gruppen Chromcat, Dexon, Vicryl, Seide, Prolene und multifilameter Stahldraht für eine transmurale Naht am Zäkum verwendet. Bei der Autopsie nach 4 Wochen hatten nahezu alle Nahtmaterialien zu einer erhöhten Inzidenz ($>50\%$) von Zäkumtumoren im Vergleich zu den Kontrollen (20%) geführt, ohne daß zwischen den einzelnen Gruppen signifikante Unterschiede bestanden. Obwohl die Inzidenz von Tumoren im Restkolon distal des Nahtareals nur in der Gruppe mit Drahtnaht signifikant höher war, ergeben sich aus dieser Studie keine gesicherten Erkenntnisse, daß Metall als Nahtmaterial die Kanzerogenität erhöht.

Anastomosendurchblutung

In 3 tierexperimentellen Studien [10, 16, 48] an Hunden bzw. Schweinen wurde der Blutfluß im Anastomosenbereich mit Doppler bzw. mit Mikrosphärentechnik bei Ösophagojejunostomien bzw. End-zu-End-Anastomosen am Kolon zwischen Hand- und Staplernaht verglichen (Tabelle 1). Die Auswertung ergab keine signifikanten Unterschiede bei den intraoperativen Messungen und den Messungen nach einer bzw. 5 Wochen. Lediglich in der Studie von Chung [10] fand sich für die einreihige Kolonhandnaht intraoperativ eine signifikant geringere Blutflußreduktion als bei der Staplernaht. In der Untersuchung von Graffner et al. [16] bestand bei der Messung des Blutflusses eine Woche postoperativ kein Unterschied zwischen der einreihigen Handnaht und der Staplernaht. Zu gleichen Erkenntnissen kamen Walther et al. [47, 48] in ihren tierexperimentellen Vergleichsstudien bei ösophagojejunalen Anastomosen, in denen 1 und 5 Wochen postoperativ zwischen Hand- und Staplernaht ebenfalls kein Unterschied des Blutflusses nachweisbar war.

Tabelle 1. Ergebnisse der Blutflußmessung im Anastomosenbereich aus 3 Studien: Chung: Doppler-Technik am Schweinekolon [10], Graffner et al.: Mikrosphärentechnik am Hundekolon [16], Walther et al.: Mikrosphärentechnik an der Ösophagojejunostomie des Hundes [48]

	Handnaht	Staplernaht
Chung [10] (ILS)[a]		
Messung intraoperativ		
Kolon 1reihig	Besser	
Kolon 2reihig		Gleich
Graffner et al. [16] (ILS)		
Messung nach 1 Woche		
Kolon 1reihig		Gleich
Kolon 2reihig		Gleich
Walther et al. [48]		
Messung nach 1 bzw. 5 Wochen		
Ösophagusjejunostomie 2reihig		Gleich

[a] Zirkuläre Klammernahtgeräte: ILS (Ethicon Sommerville, NJ), EEA (US Surgical Corporation, Newark, Conn.).

Der Vergleich der Vaskularisation handgenähter und geklammerter Kolonanastomosen des Schweins mittels mikroskopischer Untersuchung gefäßinjizierter Präparate zeigte 4 Wochen postoperativ bei beiden Techniken ein unauffälliges Gefäßmuster mit abgeschlossener Anastomosenheilung [18]. Es konnten jedoch bei den Untersuchungen nach 7 bzw. 14 Tagen fokal minderdurchblutete Areale bei den handgenähten Anastomosen festgestellt werden, während die Ösen der Klammernähte zu diesem Zeitpunkt bereits von Gefäßen durchwachsen waren [18, 35]. Die passageren fokalen Vaskularisationsveränderungen bei handgenähten Anastomosen sind wahrscheinlich auf einen unterschiedlich dosierten Knotendruck zurückzuführen, während dieses bei den Klammernähten durch eine immer gleichdosierte Kompression verhindert wird.

Die Bewertung der Literatur zum Blutfluß in Anastomosen ergibt keine klinisch relevanten Unterschiede zwischen handgenähten und geklammerten Anastomosen.

Anastomosenheilung und Reißfestigkeit

Bei tierexperimentellen Vergleichen zwischen Klammer- und Handnähten, die am selben Tier an unterschiedlichen Stellen des Darms ausgeführt werden, lassen sich wechselseitige Beeinflussungen nicht ausschließen [33]. Daher sind randomisierte Studien, bei denen jeweils nur eine Naht pro Tier an definierter Stelle untersucht wird, aussagekräftiger. In den bereits erwähnten Studien zum Blutfluß von Graffner et al. und Walther et al. wurde bei End-zu-End-Anastomosen auch die Reißfestigkeit gemessen. Graffner et al. fanden am Kolon eine Woche postoperativ keinen Unterschied der Festigkeit und der Lumenweite zwischen Hand- bzw. Staplernaht [16]. In gleicher Weise konnten Walther et al. 1 bzw. 5 Wochen nach Ösophagojejunostomie keine Differenzen dieser Parameter und des Kollagengehalts der Anastomosen zwischen beiden Verfahren nachweisen [47, 48]. Ballantyne et al. fanden für staplerverschlossene gegenüber handgenähten (invertierende Czerny-Lembert-Naht) Längsinzisionen am Hundezäkum eine signifikant höhere Reißfestigkeit zwischen dem 1. und 7. postoperativen Tag [2]. Alle 3 genannten Studien beschreiben konform bei den handgenähten Anastomosen deutlich mehr Entzündungszeichen in der Histologie als bei den Klammernähten. Die Staplernähte zeigten vorwiegend primäre Heilungen, während die Handnähte oftmals eine sekundäre Heilung aufwiesen.

Die Bewertung dieser Ergebnisse zur Heilung und Reißfestigkeit der Anastomosen ergibt eher Vorteile für die Naht mit automatischen Klammernahtgeräten.

Klinische Ergebnisse

Verschluß von Hohlorganen

Der Staplerverschluß von Hohlorganen am Gastrointestinaltrakt wird besonders häufig beim Magenhochzug zum Ösophagusersatz, bei der Magenresektion, beim Duodenalstumpfverschluß, beim Blindverschluß der Roux-Y-Schlinge und bei der Operation nach Hartmann ausgeführt.

Aus der Literatur sind nur ausreichende Ergebnisse zum Staplerverschluß des Duodenalstumpfs bei totaler und subtotaler Gastrektomie wegen Magenkarzinom zu finden (Tabelle 2). In den retrospektiven Studien findet sich dabei nur einmal ein Vergleich zwischen Hand- bzw. Klammernahtverschluß des Duodenums in einer relativ kleinen Serie, die keinen signifikanten Unterschied in der Insuffizienzrate ergab [23]. Die größeren Serien, die jedoch keinen Vergleich zur Handnaht beinhalten, weisen sehr geringe Raten von Duodenalstumpfinsuffizienzen auf, die unter 0,5% liegen [9]. Im eigenen Krankengut wurde dabei die Klammernahtreihe des Duodenalstumpfes immer durch seromuskuläre Nähte gedeckt. Die Insuffizienzrate nach Staplerverschluß aus den neueren Studien beim Magenkarzinom läßt sich nur unzulässigerweise mit den älteren Serien vergleichen, die aus der Ulkuschirurgie stammen und in denen die Insuffizienzrate des mit Handnaht verschlossenen Duodenalstumpfs mit 2–3% angegeben wird [12, 41]. Diese Gegenüberstellung weist darauf hin, daß die Sicherheit des Duodenalstumpfverschlusses mit dem Stapler höher als mit der Handnaht sein könnte. Die in der prospektiven Studie von Seufert et al. angegebene Insuffizienzrate des mit Stapler verschlossenen Duodenalstumpfs von 6,2% bei einer Serie von 80 Magenkarzinomen ist im Vergleich zu den Literaturdaten außergewöhnlich hoch und läßt sich nur schwer interpretieren [34].

Intestinale Anastomosen

Ösophagogastrostomie

Insuffizienzen und Strikturen. Zwei retrospektive Studien mit dem Vergleich Hand- gegen Staplernaht bei intrathorakalen Anastomosen nach Ösophagektomie zeigen eine geringere Insuffizienzrate mit dem Stapler, die in der Serie von McManus et al. [26] mit einem Unterschied von 10% sehr ausgeprägt ist (Tabelle 3). In der Arbeit von Wong et al. [51] ist ein Vergleich beider Nahttechniken nur schwer möglich, da die Handnähte vorwiegend bei zervikalen Anastomosen und die Staplernähte in erster Linie bei intrathorakalen Anastomosen verwendet wurden. Der Gesamtvergleich zwischen Stapler und Handnaht unabhängig von der Anastomosenlokalisation ergibt hierbei eine nahezu gleiche Insuffizienzrate [51]. In allen 3 genannten Studien wird die klinische Strikturrate beim Stapler im Mittel als etwa doppelt so hoch wie bei

Tabelle 2. Insuffizienzrate nach Staplerverschluß des Duodenalstumpfs bei totaler Gastrektomie bzw. subtotaler Magenresektion wegen Magenkarzinom

		n	Insuffizienz	
			n	%
Junginger et al. [23]	TA 55 [a]	31	0	0
	Hand	31	1	3,2
Campion et al. [9]	TA 55	225	1	0,45
Technische Universität München	TA 55	538	2	0,37
Seufert et al. [34] (prospektiv)	TA 55	80	5	6,25

[a] Lineares Klammernahtgerät: TA 55 (US Surgical Corporation, Newark, Conn.).

Tabelle 3. Ergebnisse von 3 restrospektiven Studien zum Vergleich von Handnaht vs. Staplernaht bei der Ösophagogastrostomie nach Ösophagusresektion wegen Ösophaguskarzinom

	n (Hand/ EEA)	Leckage %		Strikturen %	
		Hand	Stapler	Hand	Stapler
Hopkins et al. [22]	92 (32/60)	3,1	1,6	11,6	15,4
Wong et al. [51]	174 33/141 oder ILS)	3,0	3,5	8,7	14,5
McManus et al. [26]	221 (122/99 oder ILS)	17,2	7,1	2,7	15,3

der Handnaht angegeben. Diese Strikturraten waren besonders hoch, wenn die kleinen Magazine (25er) für die Ösophagogastrostomie verwendet wurden, während sie beim Einsetzen größerer Magazine gleich hoch oder niedriger als bei den handgenähten Anastomosen waren [51]. In allen Studien wird betont, daß die Behandlungsergebnisse der benignen Anastomosenstrikturen durch Dilatation gut waren.

Auch im Halsbereich kann die Ösophagogastrostomie End-zu-Seit mit dem Stapler ausgeführt werden. In aller Regel kann nur das 25er Magazin verwendet werden. Selbst dieses ist häufig nur schwer in den kurzen zervikalen Stumpf einzuführen. Die eigene Erfahrung hat im historischen Vergleich eine deutliche Senkung der Insuffizienzrate erbracht [37]. Dafür scheint uns nicht nur die Stapleranastomose selbst verantwortlich, sondern noch mehr die Kürzung des Magenschlauchs, so daß in besser durchbluteten Arealen anastomosiert wird. Das Gerät wird durch den obersten Punkt des Magenschlauchs eingeführt, die Anastomose erfolgt erst 4–5 cm aboral davon in End-zu-Seit-Technik. Daraus resultiert eine Kürzung des Magenschlauchs.

Ösophagojejunostomie

Blutung. Die Rate der intraoperativ aufgetretenen Blutungen aus Staplernähten am oberen Gastrointestinaltrakt wird von Thiede et al. im Durchschnitt mit 11,6% angegeben [44]. Dabei waren Klammernähte mit dem GIA ($n = 438$) mit 20,3% und mit dem TA 30, TA 55 oder TA 90 ($n = 246$) mit 9,3–10,7% am meisten beteiligt, während es aus EEA-Anastomosen ($n = 342$) nur in 1,7% der Fälle intraoperativ blutete. Diese geringe Blutungsrate nach End-zu-End-Anastomosen mit dem Stapler entspricht den Erfahrungen von Kataoka et al., die bei 238 EEA-Anastomosen nur in 0,4% intraoperativ eine Blutung sahen. Da sich intraoperative Blutungen von Klammernahtreihen überprüfen und stillen lassen, sind postoperativ auftretende Blutungen von größerer Relevanz. Sie werden von Thiede et al. in der bereits angeführten Untersuchung mit 1,6% für den GIA, 0,5% für den TA und 1,5% für den EEA angegeben. In 2

Tabelle 4. Vergleich der Insuffizienzrate nach Hand- bzw. Klammernaht bei der Ösophagojejunostomie nach totaler Gastrektomie wegen Magenkarzinom

	n (Hand/EEA)	Leckage % Hand	Stapler
Retrospektive Studien			
Junginger et al. [23]	62 (31/31)	29,0	12,9
Winter et al. [49]	194 (103/91)	13,6	5,5
Moreno-Gonzales u. Vara-Thorbeck [27]	107 (55/52 oder ILS)	22,0	9,0
Campion et al. [9]	250 (89/161)	9,0	6,2
Burri et al. [6]	67 (35/32 oder ILS)	8,6	6,2
Kataoka et al. [24]	238 (?*/238)	9,7	3,4
Habu et al. [17]	239 (145/94)	13,8	7,4
Technische Universität München	376 (259/117)	14,2	3,4
Prospektive Studien			
Prospektive Multicenter-Studie			
Viste et al. [46]	350 (90/260 oder ILS)	13,6	6,5
Prospektiv randomisierte Studie			
Seufert et al. [34]	80 (40/40)	0 n.s.	2,5

* Historischer Vergleich.

kleineren vergleichenden Studien zwischen Hand- und Staplernaht [6, 34] fand sich weder bei der Hand- noch bei der Staplernaht eine postoperative Anastomosenblutung.

Insuffizienzen. Alle 8 ausgewerteten retrospektiven Studien sowie die prospektive norwegische Multicenter-Studie über den Vergleich der Nahttechnik bei der Ösophagejejunostomie weisen eine höhere Insuffizienzrate für die Hand- als für die Staplernaht auf (Tabelle 4). Die kürzlich erschienene prospektiv randomisierte Studie von Seufert et al. zeigt bei einer vergleichsweise geringen Fallzahl von 40:40 keinen signifikanten Unterschied in der Insuffizienzrate.

Eine ähnliche Konstellation ergibt sich hinsichtlich der Mortalität aus 6 der oben genannten Studien, die jeweils eine höhere Mortalität nach Handnaht als nach Staplernaht bei der Ösophagojejunostomie angeben, während in der prospektiv randomisierten Studie von Seufert et al. in jeder Gruppe nur jeweils 1 Patient verstorben ist (2,5%). Die korrelierenden Ergebnisse der retrospektiven Studien hinsichtlich Leckage und Mortalität deuten darauf hin, daß der größte Teil der letal verlaufenden Fälle auf eine Anastomoseninsuffizienz zurückzuführen war. Gleichzeitig lassen diese Studien erkennen, daß in den retrospektiven Untersuchungen mit großen Fallzahlen, in denen eine Vielzahl von Operateuren beteiligt war, der Stapler einen klar erkennbaren Vorteil bringt. Dieses entspricht auch der eigenen Erfahrung aus dem Krankengut mit 376 Gastrektomien, an denen 15 Operateure unterschiedlichsten Ausbildungsstandes beteiligt waren (Tabelle 4). In prospektiv randomisierten Studien mit wenigen, auch in der Handnaht sehr erfahrenen Operateuren kommt dieser Vorteil nicht zum Ausdruck [34].

Tabelle 5. Mortalität nach Ösophagojejunostomie wegen Magenkarzinom. Vergleich Handnaht vs. Staplernaht

	n (Hand/EEA)	Mortalität %	
		Hand	Stapler
Junginger et al. [23]	62 (31/31)	25,8	3,2
Moreno-Gonzales u. Vara-Thorbeck [27]	107 (55/52 oder ILS)	13,7	8,3
Campion et al. [9]	250 (89/161)	27	10
Burri et al. [6]	67 (35/32 oder ILS)	14,2	12,5
Habu et al. [17]	239 (145/94)	34,	0
Technische Universität München	376 (259/117)	8,2	3,4
Prospektiv randomisiert: Seufert et al. [34]	80 (40/40)	2,5	2,5

Tabelle 6. Vergleich der Strikturaten nach Hand- bzw. Staplernaht der Ösophagojejunostomie

	n (Hand/EEA)	Striktur %	
		Hand	Stapler
Moreno-Gonzales u. Vara-Thorbeck [27]	107 (55/52 oder ILS)	5,4	11,5 (radiologisch)
Burri et al. [6]	67 (35/32 oder ILS)	3,1	0
Kataoka et al. [24]	238 EEA	–	4,2
Prospektiv randomisiert:			
Seufert et al. [34]	80 (40/40)	2,5	0

Striktur. Die Auswertung von 4 Studien zur Ösophagjejunostomie ergibt für die klinisch in Erscheinung tretende Strikturrate weder in den retrospektiven Untersuchungen noch in der prospektiv randomisierten Studie einen signifikanten Unterschied (Tabelle 6). Lediglich Moreno-Gonzales u. Vara-Thorbeck fanden eine höhere Rate an radiologisch nachgewiesenen Stenosen in der Staplergruppe, wobei jedoch der Zeitpunkt der Untersuchung und die klinische Relevanz dieser Stenosen nicht bekannt sind [27].

Kolorektale Anastomosen

Blutung. Hinsichtlich einer Anastomosenblutung liegen für den Vergleich von Hand- zu Staplernaht nur wenige Mitteilungen vor. In der prospektiv randomisierten Studie von McGinn et al. [25] zeigte sich kein signifikanter Unterschied zwischen beiden Gruppen, nur in der Gruppe mit EEA-Anastomose kam es zu einer ausgeprägten Nachblutung, die aber konservativ gestillt werden konnte.

Insuffizienzen. Der Vergleich zwischen Hand- und Staplernaht bei der anterioren Rektumresektion ergibt für die retrospektiven Studien eine ähnliche Konstellation der Ergebnisse wie bei der Ösophagojejunostomie (Tabelle 7). 6 von 8 Studien zeigen für den Stapler eine geringere Insuffizienzrate, während die 2 restlichen Studien eine annähernd gleiche Rate an Leckagen für Hand- bzw. Klammernaht aufweisen. Die 5 vorhandenen prospektiv randomisierten Studien weisen dagegen widersprüchliche Ergebnisse auf, wobei nur die älteste Untersuchung eine signifikant geringere Insuffizienzrate bei Handnähten zeigt (Tabelle 8). Dies ist wahrscheinlich auf eine noch mangelnde Erfahrung in der Staplertechnik zurückzuführen, da in der Klammernahtgruppe 4 Versager auftraten, die überwiegend auf den Operateur zurückzuführen waren. Die beiden Studien aus dem Jahre 1986 zeigen keinen signifikanten Unterschied der Insuffizienzraten, während die beiden neueren Studien signifikant häufiger

Tabelle 7. Retrospektive Studien zum Vergleich der Insuffizienzrate nach Hand- bzw. Staplernaht bei der anterioren Rektumresektion

	n	Leckage %	
		Hand	Stapler
Buchmann et al. [5]	35	30,7	9,0
Probst et al. [29]	34	13,3	10,5
Denecke u. Wirsching [13]	45	27,0	20,0
Steinhagen u. Weakley [40]	466	8,6	1,5
Cutait et al. [11]	249	9,7	7,7
Moreno-Gonzales u. Vara-Thorbeck [27]	100	14,0	15,0
SGKRK (prospektiv) [19]	–	17,2	11,1
CAO (prospektiv) [19]	–	10,4	14,3
Tuson u. Everett [45]	342	26,1	12,4

Tabelle 8. Prospektive Studien zum Vergleich der Insuffizienzrate nach Hand- bzw. Staplernaht bei der anterioren Rektumresektion (n. s. = nicht signifikant)

	n (Hand/ EEA)	Leckage %				
		Hand		Stapler		
Mc Ginn et al. [25]	118 (60/58 oder ILS)	10	p<0,05	36,2		Gesamt
Everett et al. [15]	94 (50/44)	16	n. s.	15,9		Gesamt
Didolkar et al. [14]	88 (45/43 GIA)[a]	0	n. s.	2,3		Klinisch
Thiede et al. [43]	60 (30/30)	8,7	p<0,05	0		Klinisch
Ritchie et al. [30]	141 (76/65)	10,5	p<0,05	3		Gesamt

[a] Lineares Klammernahtgerät: GIA (US Surgical Corporation, Newark, Conn.).

über Leckagen in der Gruppe mit Handnaht als in derjenigen mit Staplernaht berichten.

Mortalität. Die 3 ausgewerteten prospektiven Studien zur Frage der Mortalität zeigen keine signifikanten Unterschiede zwischen Hand- bzw. Klammernaht (Tabelle 9). Im Vergleich zu den Ergebnissen nach Ösophagojejunostomie (Tabelle 5) ist das ein Hinweis dafür, daß die Insuffizienz bei anteriorer Rektumresektion nur selten einen letalen Ausgang nach sich zieht und erfolgreicher behandelt werden kann als eine Insuffizienz im Oberbauch.

Striktur. Da die meisten Studien über kolorektale Anastomosen nur die Phase der Krankenhausbehandlung berücksichtigen und Strikturen in der Regel erst nach einigen Monaten manifest werden, gibt es zur Strikturrate keine direkten

Tabelle 9. Prospektiv randomisierte Studien zum Vergleich der Mortalität nach Hand- bzw. Staplernaht bei der anterioren Rektumresektion (n. s. = nicht signifikant)

	n (Hand/Stapler)	Mortalität %		
		Hand		Stapler
McGinn et al. [25]	118 (60/58 EEA/ILS)	0	n. s.	1,7
Everett et al. [15]	94 (50/44 EEA)	0		0
Didolkar et al. [14]	88 (45/43 GIA)	2,2	n. s.	6,9

Vergleiche zwischen Hand- und Klammernaht. Tuson u. Everett [45] konnten in ihrer retrospektiven Studie anhand von 360 kolorektalen Anastomosen jedoch deutlich zeigen, daß die Strikturrate in engem Zusammenhang mit dem Auftreten von Anastomoseninsuffizienzen steht. 88 Patienten mit Leckage entwickelten in 11,4% der Fälle eine Striktur, während 273 Patienten ohne Leckage nur in 1,8% der Fälle Strikturen aufwiesen [45]. Von Bedeutung ist auch die Höhe der Anastomose, denn bei intraperitonealen Anastomosen fand Cady nur eine Strikturrate von 0,5% (Leckage Rate 0,5%), während extraperitoneale Anastomosen in 13% der Fälle Strikturen entwickelten (Leckage Rate 8%) [7].

Lokalrezidivrate

Die wichtigste Untersuchung zur Lokalrezidivrate nach anteriorer Rektumresektion mit dem Vergleich von Hand- bzw. Staplernaht ist die prospektive Studie von Wolmark et al. an 181 Patienten. Bei einem mittleren follow-up von 41 Monaten fand sich kein signifikanter Unterschied zwischen Stapler- und Handnaht (Tabelle 10). Die andere prospektiv randomisierte Studie von Sauven et al. [32] zeigt eine signifikant höhere Lokalrezidivrate nach Stapleranastomose. Aufgrund der kleinen Fallzahl von nur 53 Patienten, die sowohl Rechtshemikolektomien als auch hohe und tiefe anteriore Resektionen umfaßt, scheint dieses Ergebnis nicht verwertbar. Alle 3 retrospektiven Studien zeigen keine signifikanten Unterschiede in der Lokalrezidivrate zwischen beiden Nahttechniken. Die in 2 Studien angegebenen signifikanten Unterschiede für die Untergruppe des mittleren Rektums sind aus statistischen Gründen als fraglich anzusehen [19, 28, 31]. In der Studie von Rosen et al. [31] wurden 21 Handnähte mit einem Anteil von 19% Dukes-C2-Tumoren mit 44 Stapleranastomosen mit einem Anteil von 30% Dukes-C2-Tumoren verglichen. Auch in der Studie von Neville et al. [28] war die Verteilung der Tumorstadien zwischen Hand- und Klammernahtanastomosen nicht ausgeglichen.

Bei sehr tief sitzenden und sehr fortgeschrittenen Rektumkarzinomen besteht die Problematik, daß unter Verwendung der Klammernahtgeräte die

Tabelle 10. Lokalrezidivrate nach anteriorer Rektumresektion (n. s. = nicht signifikant)

	n (Hand/Stapler)	Lokalrezidivrate % Hand	Stapler	Follow-up
Retrospektive Studien				
Bokey et al. [4]	152 (108/44)	22,2 n. s.	13,6	>24 Monate
Rosen et al. [31]	119 (43/76)	14 n. s. 10 $p<0,07$	21 26	>24 Monate mittleres Rektum
Neville et al. [28]	181 (105/76)	17 n. s. 13 $p<0,05$	24 32	im Mittel 43 Monate mittleres Rektum
Prospektive Studien				
Wolmark et al. [50]	181 (99/82)	19 n. s.	12	im Mittel 41 Monate
Sauven et al. [32] (randomisiert)	53 (23/30) (19 tiefe Resektionen)	4,3 $p<0,05$	20	im Mittel 36 Monate

Indikation für sehr tiefe Rektumanastomosen zu weit gestellt wird und ein zu knapper Sicherheitsabstand der Resektionsränder resultiert. Als Folge davon könnten höhere Rezidivraten bei Klammernahtanastomosen im Vergleich zu handgenähten Anastomosen zu verzeichnen sein. Bei gleicher Indikationsstellung für beide Nahttechniken ist sicher kein Unterschied in den Rezidivraten zu erwarten.

Zeitersparnis

Zwei tierexperimentelle Untersuchungen über Ösophagojejunostomien [48] bzw. Kolonanastomosen [16] am Schwein zeigen eine signifikante Zeitersparnis für die Stapleranastomose am Kolon mit 3 min, am Ösophagus mit 8 min. Die klinischen Studien zur Ösophagojejunostomie ergeben für die Staplernaht eine Zeitersparnis hinsichtlich der Gesamtoperationszeit von 15–18 min, die in der größeren Studie von Habu et al. signifikant ist [17]. Nur in der Studie von Thiede et al., bei der nicht nur die EEA-Anastomose, sondern auch alle anderen Nähte nach totaler Gastrektomie mit dem Stapler ausgeführt wurden, wird bezüglich der Gesamtoperationszeit über eine Zeitersparnis von 60 min durch den Stapler berichtet (Tabelle 11) [44]. In den prospektiv randomisierten Studien über kolorektale Anastomosen ergeben sich ähnliche Größenordnungen der Zeitersparnis durch den Stapler (Tabelle 12). Ein ähnlicher Zeitgewinn

Tabelle 11. Zeitersparnis durch Hand- bzw. Staplernaht bei der Ösophagojejunostomie

	n (Hand/EEA)	Operationszeit (min)		Zeitersparnis durch Stapler (min)
		Hand	Stapler	
Thiede et al. [43]	20 EEA[a]	–	schneller	60
Habu et al. [17]	239 (145/94)	306 im Mittel $p<0,05$	288	18
Seufert et al. [34] (prospektiv randomisiert)	80 (40/40)	nicht signifikant		15

[a] Alle weiteren Anastomosen ebenfalls mit Stapler.

Tabelle 12. Zeitersparnis durch Hand- bzw. Staplernaht bei der Kolorektostomie (n. s. = nicht signifikant)

	n (Hand/Stapler)	Operationszeit (min)		Zeitersparnis durch Stapler (min)
		Hand	Stapler	
McGinn et al. [25]	118 (60/58)	122 n. s.	115	7
Didolkar et al. [14]	88 (45/43)	154 n. s.	170	16
Everett et al. [15]	94 (50/44)	113 $p<0,03$	130	17

läßt sich in der Untersuchung von Ritchie et al. [30] bei verschiedenen Anastomosen für den Stapler verzeichnen (Tabelle 13).

Kosten

In 2 prospektiv randomisierten Studien über kolorektale Anastomosen werden die Materialkosten für die Klammernaht 4- bzw. 10fach höher als für die Handnaht angegeben [15, 25]. In der eigenen Klinik sind im Jahre 1991 die Kosten für eine Ösophagojejunostomie bzw. kolorektale Anastomose in Handnaht (einreihige Einzelknopfnaht) mit DM 57,32 anzusetzen. Bei Verwendung des CEEA-Klammernahtgeräts betragen die Kosten für die Anastomose DM 894,90. Dies bedeutet, daß die Kosten für die Staplernaht 15,6fach höher liegen. Bei Rekonstruktion nach totaler Gastrektomie in Form einer Ösophagojejunoplikatio mit Pouch-Bildung kostet die Staplertechnik (GIA-90-Magazin und CEEA-Einmalgerät) DM 1243,60, während die Handnaht mit DM 85,98 anzusetzen ist. Die Kostenrelation bleibt in diesem Fall mit einer um 14,4fach teureren Staplernaht in etwa gleich.

Tabelle 13. Zeitersparnis durch Hand- bzw. Staplernaht bei verschiedenen gastrointestinalen Anastomosen [30]

Lokalisation der Anastomose	n Hand/Stapler	Zeitersparnis durch Stapler (min)	
		Anastomose	Gesamt
Ösophagus	11/10	14	9
Magen/Dünndarm	107/98	12	18
Kolon	116/115	12	15
Kolon/Rektum	76/65	12	12

Tabelle 14. Umfrageergebnisse zur Anwendung der Klammernahttechnik am Gastrointestinaltrakt: Spezielle Indikationen

	Stapler	Ja (%)	Nein (%)
Verschluß von Hohlorganen, z. B. Duodenalstumpf, Rektumstumpf	TA/LS	72,4	27,5
Seit-zu-Seit-Anastomose (Pouch für Ersatzmagen)	GIA/PLC	65,9	34,0
Seit-zu-Seit-Anastomose (Braun-Anastomose)	GIA/PLC	27,9	70,2
End-zu-Seit-Anastomose (Intramediastinale Ösophagojejunostomie)	EEA/ILS	54,6	45,3
End-zu-End-Anastomose (Anteriore Rektumresektion)	EEA/ILS	77,3	22,6
Gastroenterostomie	GIA/PLC	18,6	81,3
Intestinale End-zu-End-Anastomose (Ileotransversostomie)	EEA/ILS	13,1	86,8

Diese reinen Materialkosten stellen für die Gesamtkostenkalkulation zwischen Hand- und Staplernaht nur einen Teilaspekt dar, da die eingesparte Operationszeit, aber ganz besonders die geringeren Komplikationsraten, von weit größerer Bedeutung sind. Dazu liegen keine Studien vor.

Umfrage

Zur Frage der Anwendung des Staplers am Gastrointestinaltrakt wurde im Rahmen des Kurses der Arbeitsgemeinschaft für Gastroenterologische Chirurgie im Februar 1991 unter der Teilnahme von 213 Chirurgen unterschiedlicher Ausbildungsrate aus Deutschland, Schweiz, Österreich, Skandinavien und England eine Umfrage durchgeführt. Die Antworten zur Anwendung des

Tabelle 15. Umfrageergebnisse zur Anwendung der Klammernahttechnik am Gastrointestinaltrakt: Allgemeine Indikationen – Übernähung – Ausbildung

Wann wenden Sie den Stapler am GI-Trakt an?	
Bei jeder Gelegenheit	11,1%
Nur in besonderen Situationen	73,5%
Im Prinzip nie	15,4%
Übernähung Sie evertierte Klammernähte?	
Immer	42,6%
Manchmal	41,7%
Nie	15,7%
Sehen Sie durch die Anwendung des Staplers die chirurgische Ausbildung gefährdet?	
Ja	25,3%
Verlängert	25,3%
Nein	49,4%

Staplers bei bestimmten Indikationen sind in Tabelle 14 wiedergegeben. Zum Abschluß des Panels, das die oben genannten Informationen enthielt, wurden allgemeine Fragen über die Stapleranwendung beantwortet (Tabelle 15).

Schlußfolgerungen

1. Weder klinische Beobachtungen noch tierexperimentelle Studien weisen darauf hin, daß durch Metall als Nahtmaterial am Gastrointestinaltrakt die Kanzerogenität erhöht wird.
2. In der geklammerten Anastomose ist die Durchblutung ausgeglichener, da der Klammerverschluß konstant ist, während der individuelle Knotendruck vom Operateur abhängt. Der Blutfluß im Anastomosegewebe zeigt in tierexperimentellen Untersuchungen keine klinisch relevanten Unterschiede zwischen Hand- und Klammerdraht.
3. Der Verschluß von Hohlorganen, insbesondere der Duodenalstumpfverschluß durch den Stapler ist sehr sicher; ein direkter Vergleich zur Handnaht an einer größeren Serie fehlt.
4. Bei der Ösophagogastrostomie mit intrathorakaler Anastomose ist die Insuffizienzrate für Hand- bzw. Staplernähte gleich. Bei der zervikalen Anastomose scheint die Insuffizienzrate von Klammernähten geringer zu sein, direkte Vergleiche fehlen jedoch. Strikturen werden bei der Ösophagogastrostomie mit dem Stapler nur häufiger gesehen, wenn kleine Klammernahtmagazine verwendet werden.
5. Bei der Ösophagojejunostomie ist die postoperative Blutungsrate nach Klammernaht nicht höher als nach Handnaht. Intraoperativ treten Blu-

tungen aus Klammernahtanastomosen insbesondere bei Verwendung der GIA- bzw. TA-Geräte etwas häufiger auf als bei der Handnaht.
6. Die Insuffizienzrate und Mortalität nach Ösophagojejunostomie ist in großen Serien mit vielen Operateuren unterschiedlichen Ausbildungsstandes für die Klammernaht geringer als für die Handnaht. In kleinen Serien mit wenigen erfahrenen Operateuren ergeben sich keine Unterschiede zwischen beiden Nahttechniken. Die Strikturrate ist für beide Anastomosenformen nicht unterschiedlich.
7. Aus geklammerten kolorektalen Anastomosen treten postoperative Nachblutungen nicht häufiger auf als aus handgenähten Anastomosen. Die Mehrzahl der Studien zeigt für Kolorektostomien eine geringere Insuffizienzrate nach Stapler- als nach Handnaht, während die Mortalität nach beiden Anastomosentechniken gleich ist. Über das Auftreten von Strikturen nach Kolorektostomien liegen keine aussagekräftigen Studien vor.
8. Unter der Voraussetzung, daß das Tumorstadium und das Resektionsausmaß bei Klammer- bzw. Handnähten gleich ist, ist die Lokalrezidivrate kolorektaler Anastomosen nach beiden Techniken nicht unterschiedlich.
9. Die Zeitersparnis durch Klammerung einer Ösophagojejunostomie bzw. Kolorektostomie beträgt hinsichtlich der Gesamtoperationszeit nur 15–18 min.
10. Die reinen Materialkosten für eine Stapleranastomose am Ösophagus oder am Rektum sind 10- bis 15fach höher als für eine handgenähte Anastomose.

Diskussion

Der Stapler ist grundsätzlich als eine Bereicherung in der chirurgischen Nahttechnik anzusehen [39, 42]. Ernsthaft Eingang in den chirurgischen Alltag hat die Staplertechnik allerdings erst nach Entwicklung der neuen Generation der Geräte gefunden. Durch Anpassung des Geräts an den Operationssitus (gebogenes Instrument), Konstruktion eines abnehmbaren Gerätekopfs (CEEA), Bereitstellung ausreichend langer Geräte für die Seit-zu-Seit-Anastomose (GIA) und Vereinfachung der Vorbereitung der Anastomosierung (Purse-String-Klemme) ist die Handhabung übersichtlich und einfach geworden [20, 21, 35]. Die Vorteile des Staplers sind die standardisierte Technik und damit die gleichbleibende Qualität. Sieht man von der präparativen Vorbereitung der zu anastomosierenden Intestinalorgane ab und betrachtet allein den Anastomosierungsvorgang, so wird die Stapleranwendung im Gegensatz zur Handnaht nur wenig beeinflußt von der chirurgischen Erfahrung, der manuellen Geschicklichkeit oder der Tagesform des Chirurgen.

Konsequenterweise kommen die Vorteile des Staplers besonders da zum Tragen, wo die Anastomosierung chirurgische Probleme aufwirft, insbesondere bei Anastomosen, die von Hand schwer zu erreichen sind und deshalb eine besondere manuelle Geschicklichkeit erfordern. In allen ausgewerteten Studien kommt jedoch zum Ausdruck, daß eine perfekte Handnaht des Erfahrenen nicht vom Stapler übertroffen werden kann. Die Klammernahttechnik übertrifft aber in ihrer Qualität die Ergebnisse der in der Handnaht nicht so erfahrenen Chirurgen. Bei einem Literaturvergleich ist es deswegen wichtig zu analysieren, welcher Erfahrungsstand bei den an der Studie beteiligten Chirurgen bezüglich der Handnaht herrschte. Dies kann z. B. aus der Anzahl der an der jeweiligen Studie beteiligten Chirurgen rückgeschlossen werden. Diese Einzelheiten sind aber nur in wenigen Arbeiten in der Literatur genau angegeben.

Da in erfahrenen Kliniken und bei erfahrenen Operateuren der Gewinn an Sicherheit durch den Stapler eher gering sein dürfte, müssen andere Argumente zum Tragen kommen. Die Zeitersparnis erscheint im klinischen Alltag relevanter als sie in den vorliegenden Studien tatsächlich aufzeigbar ist. Nach langen und schwierigen onkologischen Resektionen ist der Vorteil einer raschen Rekonstruktion psychologisch von besonderer Bedeutung.

Besonders schwer wiegen die Argumente Sicherheit und Zeitersparnis bei Anastomosen in schwer zugänglichen Körperarealen (z. B. kleines Becken und Mediastinum). Deshalb sind hierbei die besten Indikationen zu sehen, wie auch aus der Literatur hervorgeht [30, 39, 43]. Dabei stellt der Stapler sozusagen die Verlängerung der Hand des Chirurgen dar.

Die Mechanik des Staplers ist zwar einfach, die Anwendung und genaue Handhabung erfordert jedoch trotzdem eine gewisse Übung. Dies ist auch aus den prospektiven Studien zum Vergleich der Insuffizienzrate nach Hand- bzw. Staplernaht bei der anterioren Rektumresektion zu erkennen (Tabelle 8). Während in den ersten Studien der Stapler noch eine signifikant höhere Insuffizienzrate im Vergleich zur Handnaht nach sich zog, sind die neueren Arbeiten mit eindeutig geringeren Insuffizienzraten bei der Stapler- als bei der Handnaht belastet. Wirklich gute Ergebnisse mit dem Klammernahtgerät werden deshalb erst nach einer gewissen Trainingsphase erreicht.

Eine – wenn auch noch so geringe – Risikoerhöhung tritt ein, wenn der Gastrointestinaltrakt zum Einführen des Staplers extra geöffnet werden muß. Deshalb ist die Indikation zum Einsatz des Staplers da besonders gut vertretbar, wo er durch eine natürliche Öffnung (z. B. Anus) oder durch eine ohnehin notwendig werdende Eröffnung des Intestinaltrakts (z. B. blinder Schenkel bei End-zu-Seit-Anastomose etc.) eingeführt werden kann.

Unumstritten scheint die Indikation beim Verschluß von Hohlorganen. Sicherheit und Zeitersparnis als Argumente sind hier besonders überzeugend. Interessanterweise übernähen mehr als 50% der befragten Chirurgen die entstehende evertierte Naht – ob sie dabei einem Sicherheitsbedürfnis oder einem ästhetischen Gefühl folgen, bleibt offen (Tabelle 15).

Es bleiben 2 Probleme bestehen: Zum einen die Beeinflussung der Ausbildung des Chirurgen durch die Klammernahtgeräte und zum anderen die Kostenbelastung. Die Ausbildung des Chirurgen kann durch den Einsatz des Staplers insofern gefährdet werden, als daß die Handnaht dann nur unzureichend erlernt bzw. trainiert wird und damit in entsprechenden Situationen (z. B. Versagen des Staplers) nicht mehr mit ausreichender Sicherheit durchgeführt werden kann. Dieses Gefühl wird auch von der Mehrzahl der befragten Chirurgen geäußert (Tabelle 15).

Die finanzielle Seite spricht offensichtlich am meisten gegen die Anwendung des Staplers. Diese Argumente können nur relativiert werden, wenn es künftig gelingt, die Argumente Sicherheit und Zeitersparnis besser als bisher in kontrollierten Studien zu belegen. Hier ist die Industrie aufgerufen, sinnvolle klinische Studien effektiv zu unterstützen.

Wie ausgewogen die „Stimme des Volkes" den Einsatz des Staplers sieht, zeigt das Umfrageergebnis in Davos (Tabelle 14). Danach wird von der Mehrheit der Chirurgen zur Zeit der Stapler nur für solche Operationsschritte eingesetzt, bei denen er besondere Vorteile bietet. Dazu zählt der Verschluß von Hohlorganen, insbesondere der Duodenalstumpfverschluß, die Seit-zu-Seit-Anastomose zur Pouch-Herstellung, die intramediastinale Ösophagojejunostomie und die kolorektale Anastomose nach anteriorer Rektumresektion.

Literatur

1. Allgöwer M, Dinstl K, Farthmann EH, Hamelmann H (1984) Automatische Nähpräparate: Vorteile und Indikationen in der gastrointestinalen Chirurgie. Langenbecks Arch Chir 362:139–150
2. Ballantyne GH, Burke JB, Rogers G, Lampert EG, Boccia J (1985) Accelerated wound healing with stapled enteric suture lines. Ann Surg 201:360
3. Beger HG, Bittner R (1987) Handnaht oder Stapler-Technik bei Anastomosen am Ösophago-Intestinaltrakt? Langenbecks Arch Chir 371:223–234
4. Bokey EL, Chapuis PH, Hughes WJ, Koorey SG, Dunn D (1984) Local recurrence following anterior resection for carcinoma of the rectum with a stapled anastomosis. Acta Chir Scand 150:683–686
5. Buchmann P, Uhlschmid G, Hollinger A (1980) Erfahrungen mit dem EEA-Stapler bei Kolonanastomosen. Helv Chir Acta 47:645–649
6. Burri G, Oehy K, Vogt B (1988) Ist bei ösophagointestinalen Anastomosen die Verwendung maschineller Klammernahtgeräte vorteilhaft? Helv Chir Acta 55:707–710
7. Cady J (1991) Strictures after stapled anastomosis in colo-rectal surgery. In: Ravitch MM, Steichen FM, Welter RN (eds) Current practise of surgical stapling. Lea & Febiger, Philadelphia London, pp 127–131
8. Calderisi RN, Freeman JH (1984) Differential effects of surgical suture materials in 1,2-Dimethylhydrazine – induced rat intestinal neoplasia. Cancer Res 44:2827–2830
9. Campion JP, Nomikos J, Launois B (1988) Duodenal closure and esophagojejunostomy. Experience with mechanical stapling devices in total gastrectomy for cancer. Arch Surg 123:979–983
10. Chung RS (1987) Blood flow in colonic anastomoses. Ann Surg 206 3:335–339
11. Cutait R, Cutait DE, Silva JH, Manzione A, Borges JLA (1986) Comparative studies of manual and stapled anastomosis in anterior resection for cancer of the rectum. Dig Dis Sci 31 10:94 S
12. Dahm K, Rehner M (Hrsg) (1984) Der Billroth-I-Magen. Praktische Chirurgie, Bd 97. Enke, Stuttgart
13. Denecke H, Wirsching R (1984) Colorectale Anastomosen. Chirurg 55:638–644
14. Didolkar MS, Reed WP, Elias GE, Schnaper LA, Brown SD, Chaudhary SM (1986) A prospective randomized study of sutured versus stapled bowel anastomoses in patients with cancer. Cancer 57:456–460

15. Everett WG, Friend PJ, Forty J (1986) Comparison of stapling and handsuture for left-sided large bowel anastomosis. Br J Surg 73:345–348
16. Graffner H, Andersson L, Löwenhielm P, Walther B (1984) The healing process of anastomoses of the colon. Dis Colon Rectum 27:767–771
17. Habu H, Kando F, Saito N, Sato Y, Takeshita K, Sunagawa M, Endo M (1989) Experience with the EEA stapler for esophagojejunostomy. Int Surg 74 2:73–76
18. Hansen H, Sommer HJ, Eichelkraut W (1987) Die Durchblutung handgenähter und geklammerter Colonanastomosen. Langenbecks Arch Chir 370:141–151
19. Herfarth Ch (1989) Anastomosentechniken bei tiefer Rektumresektion. Langenbecks Arch Chir [Suppl] II:679–684
20. Hölscher AH, Feussner H, Stier A, Böttcher K, Siewert JR (1989) Ersatzmagenbildung als Rekonstruktionsprinzip nach totaler Gastrektomie. Chir Gastroenterol 5:73–86
21. Hölscher AH, Siewert JR (1990) New technique for temporary purse string suture in stapler anastomosis. Br J Surg 77:526
22. Hopkins RA, Alexander JC, Postlethwait RW (1984) Stapled esophagogastric anastomosis. Am J Surg 147:283–287
23. Junginger T, Walgenbach S, Pichlmaier H (1983) Die zirkuläre Klammeranastomose (EEA) nach Gastrektomie. Chirurg 54:161–165
24. Kataoka M, Masaoka A, Hayashi S, Honda H, Hotta T, Niwa T, Honda K (1989) Problems associated with the EEA stapling technique for esophagojejunostomy after total gastrectomy. Ann Surg 209 1:99–104
25. McGinn FP, Gartell PC, Clifford PC, Brunton FJ (1985) Staples or sutures for low colorectal anastomoses: a prospective randomized trial. Br J Surg 72:603–605
26. McManus KG, Ritchie AJ, McGuigan J, Stevenson HM, Gibbons JRP (1990) Sutures, staplers, leaks and strictures. Eur J Cardiothoracic Surg 4:97–100
27. Moreno-Gonzales E, Vara-Thorbeck R (1987) Stapler versus handgenähte Anastomose in der Magen-Darm-Chirurgie. Langenbecks Arch Chir 372:99–103
28. Neville R, Fielding P, Amendola C (1987) Local tumor recurrence after curative resection for rectal cancer: a ten-hospital review. Dis Colon Rectum 30:12–17
29. Probst M, Becker H, Ungeheuer E (1982) Die anteriore Rectumresektion – konservative Nahttechnik und maschinelle Anastomosierung im Vergleich. Langenbecks Arch Chir 356:213–217
30. Ritchie J, McGregor J, Galloway DJ, George WD, Morrice I, Sudgen B, Munro A, Bell G, Logie J (1991) Sutures vs. staples in gastro-intestinal anastomoses. In: Ravitch MM, Steichen FM, Welter Rn (eds) Current practice of surgical stapling. Lea & Febiger, Philadelphia London, pp 93–95
31. Rosen CB, Beart RW, Ilstrup DM (1985) Local recurrence of rectal carcinoma after hand-sewn and stapled anastomoses. Dis Colon Rectum 28:305–309
32. Sauven P, Plavforth MJ, Evans M, Pollock AV (1989) Early infective complications and late recurrent cancer in stapled colonic anastomoses. Dis Colon Rectum 31 1:33–35
33. Scheele J, Groitl H, Pesch HJ (1984) Auto-Suture oder Handnaht? Coloproctology VI 2:65–76
34. Seufert RM, Schmidt-Matthiesen A, Beyer A (1990) Total gastrectomy and oesophagojejunostomy – a prospective randomized trial of hand-sutured versus meachnically stapled anastomoses. Br J Surg 77:50–52
35. Shikata J, Shida T (1985) Experimental studies by the resin-casting method on the vascular structure of the colon following stapler anastomoses. Dis Colon Rectum 28 5:341–346
36. Siewert JR (1989) Chirurgie des Abdomens, 2. Oesophagus, Magen und Duodenum. Breitner Chirurgische Operationslehre, Bd IV. Urban & Schwarzenberg, München Wien Baltimore
37. Siewert JR (1991) Wert klinischer und experimenteller Ergebnisse für die Praxis: Ösophaguschirurgie. Langenbecks Arch Chir [Suppl]:282–287

38. Skinner DB (1983) En bloc resection for neaplasms of the esophagus and cardia. J Thorac Cardiovasc Surg 85:59–69
39. Steichen FM (1987) Entwicklung der Maschinennaht und Vergleich mit der manuellen Naht in der Chirurgie. Langenbecks Arch Chir 372:79–84
40. Steinhagen RM, Weakley FL (1985) Anastomosis to the rectum: operative experience. Dis Colon Rectum 28:105–109
41. Stücker FJ, Larena A, Hoffmann K, Zumtobel V (1973) Frühe und späte Reinterventionen nach Resektion wegen Gastro-Duodenal-Ulcus. Chirurg 44:7–14
42. Thiede A, Jostarndt L, Hamelmann H (1982) Nähinstrumente in der gastroenterologischen Chirurgie. Taktik und Technik. In: Gschnitzer F, Kern E, Schweiberer L (Hrsg) Chirurgische Operationslehre Bd I. Urban & Schwarzenberg, München Wien Baltimore
43. Thiede A, Fuchs KH, Hamelmann H (1987) Pouch and Roux-en-Y reconstruction after gastrectomy. Arch Surg 122:837–842
44. Thiede A, Mollowitz W, Fuchs KH, Schröder D, Hamelmann H (1988) Systematischer Einsatz von Klammernahtgeräten im oberen Gastrointestinaltrakt. Chir Prax 39:389–405
45. Tuson JRD, Everett WG (1990) A retrospective study of colostomies, leaks and strictures after colorectal anastomosis. Int J Colorectal Dis 5:44–48
46. Vista A, Eide GE, Soreide O (1987) Stomach cancer: a prospective study of anastomotic failure following total gastrectomy. Acta Chir Scand 153:303–306
47. Walther BS (1991) Healing and long-term fate of stapled anastomoses. In: Ravitch MM, Steichen FM, Welter Rn (eds) Current practice of surgical stapling. Lea & Febiger, Philadelphia London, pp 85–92
48. Walther B, Löwenhielm P, Strand SV, Stählberg F, Uvelius B, Oscarson J, Evander A (1986) Healing of esophagojejunal anastomoses after experimental total gastrectomy. Ann Surg 203 4:439–446
49. Winter J, Rötzscher VM, Ulrich B, Preusse CJ (1985) Technik und Ergebnisse der Ersatzmagenbildung nach Kremer. Aktuel Chir 20:232–235
50. Wolmark N, Gordon PhH, Fisher B, Weiand S, Lerner H, Lawrence W, Shibata H (1986) A comparison of stapled and handsewn anastomoses in patients undergoing resection for Dukes' B and C colorectal cancer. Dis Colon Rectum 29:344–350
51. Wong J, Cheung H, Lui R, Fan YW, Smith A, Siu KF (1987) Esophagogastric anastomosis performed with a stapler: the occurrence of leakage and stricture. Surgery 101 4:408–415

Klammernahtinstrumente in der Ösophaguschirurgie

K.-H. Fuchs, R. Engemann und A. Thiede

Resezierende Eingriffe an der Speiseröhre gehören zu den technisch anspruchsvollsten Eingriffen in der Allgemeinchirurgie und bedeuten auch für den Patienten eine besonders hohe Belastung. Diese Situation erfordert, daß die Indikation zur Ösophagusresektion durch eine sorgfältige präoperative Diagnostik und Planung entsprechend kritisch in Abhängigkeit von der Grunderkrankung und dem Allgemeinzustand des Patienten zu stellen ist. Die häufigste Indikation für eine Ösophagusresektion ist das Ösophaguskarzinom [2]. Aufgrund der vorgegebenen Situation und der Tatsache, daß in Europa die meisten Patienten erst im fortgeschrittenen Stadium der Erkrankung zum Chirurgen finden, hängt der Diagnose Ösophaguskarzinom nach wie vor das Etikett einer schlechten Prognose an [10]. Bei geeigneter Selektion der Patienten, moderner Intensivmedizin sowie durch Verbesserung der Operationstechnik kann trotzdem für viele Patienten eine gute postoperative Lebensqualität erreicht werden. Darüber hinaus führt die alltägliche Praxis nicht selten dazu, daß palliative Resektionen als Therapieziel angestrebt werden, um dem Patienten die schrecklichen Symptome einer finalen Obstruktion der Speise- und Speichelpassage zu ersparen [10].

In den letzten 10 Jahren wurden chirurgisch radikale Therapieformen und Operationstechniken eingebunden in ein onkologisch differenziertes Behandlungskonzept entwickelt [4, 7, 10]. Hierbei müssen durch die Operation 2 wesentliche Ziele erreicht werden. Einerseits müssen Patientenselektion und Operationstechnik das direkte Überleben des Patienten postoperativ ermöglichen und andererseits muß die Tumorentfernung radikal sein, um die Prognose günstig zu halten. Wenn bei der Operation eine kurative Resektion erreicht werden kann und der Patient diese große Belastung überlebt, so kann er eine Fünfjahresüberlebensrate von etwa 40% erreichen [10]. Die Tumorfreiheit und damit die RO-Resektion kann nur erzielt werden, wenn auch lokoregional eine Radikalität durch eine En-bloc-Resektion des Speiseröhrentumors und des Lymphdrainagegebietes erfolgt. Die Prognose der Erkrankung nimmt mit zunehmendem malignem Befall der Lymphknoten ab [10]. Zur radikalen Entfernung der Lymphknoten gehören die mediastinalen Lymphknoten und besonders bei mittlerem und distalem Tumorsitz das Lymphdrainagegebiet bis in den Oberbauch zum Truncus coeliacus. Für eine Radikalität bei höher sitzenden Karzinomen im Bereich des proximalen Drittels der Speiseröhre scheint auch die Lymphknotendissektion im oberen Mediastinum und in der Halsregion wichtig zu sein [10].

Für die chirurgische Behandlung des Ösophaguskarzinoms haben sich gegenwärtig 3 wichtige Techniken durchgesetzt: die transmediastinale Ösophagektomie mit kollarer Anastomose und die En-bloc-Ösophagektomie mit kollarer oder intrathorakaler Anastomose [2, 6, 8, 9]. Inwieweit die endoskopische Ösophagusdissektion in der klinischen Routine einen Platz finden wird, ist jetzt noch nicht abzusehen. Nur beim distalen Ösophaguskarzinom erscheint die transmediastinale Ösophagektomie oder die stumpfe blinde Ösophagusdissektion einen kurativen Ansatz zu beinhalten, wenn von abdominal her transhiatal eine onkologisch korrekte Tumorresektion und Lymphknotendissektion erfolgen kann. Eine alternative chirurgische Behandlungsmöglichkeit für die Karzinome des distalen Drittels ist die subtotale Ösophagektomie mit Lymphknotendissektion und eine intrathorakale Ösophagusanastomose. Im folgenden soll die Durchführung dieser 3 Operationsmethoden unter besonderer Berücksichtigung der Anwendungsmöglichkeiten von Klammernahtinstrumenten abgehandelt werden.

Transmediastinale Ösophagektomie

Die Indikationen zu dieser Operationsform sind in Tabelle 1 zusammengestellt. In einer Sammelstatistik wird bei diesem Eingriff von einer Letalität von 11 % berichtet (Tabelle 2). Die operationsbedingte Morbidität ist beträchtlich. So wird eine Anastomoseninsuffizienzrate von 15–37 % in der Literatur angegeben, Rekurrenzparesen in einer Häufigkeit von 5–37 %, das Auftreten von Pneumothoraces mit 13–50 %. Aufgrund der anatomischen Gegebenheiten ist die Inzidenz von intraoperativen Blutungen vergleichsweise gering mit 3–9 % [7, 10].

Bei diesem Operationsverfahren wird ein entsprechend großer Zugang im Oberbauch geschaffen, z. B. ein beidseitiger Rippenbogenrandschnitt, um nach der Dissektion des gastroösophagealen Übergangs das Zwerchfell zu spalten und auf diese Weise Zugang zum intrathorakalen Tumorsitz zu erreichen. Von abdominal her wird dann nach Feinpräparation des distalen Ösophagus die

Tabelle 1. Indikationen der transmediastinalen Ösophagektomie [8]

Kardiakarzinom

Adenokarzinom des distalen Ösophagus
  (Plattenepithelkarzinom des distalen Ösophagus)

Zervikales Ösophaguskarzinom

Gutartige Ösophaguserkrankungen

Verätzungen III. Grades

Peptische Stenosen (?), Achalasie (?), Ösophagusvarizen (?)
  (kleine Ösophaguskarzinome im mittleren Drittel)

Tabelle 2. Komplikationen der Ösophagusresektion (Literaturzusammenstellung)

Methode	Transmediastinal	Transthorakal	
	(%)	zervikal (%)	intrathorakal (%)
Letalität	11,3	12,7	11,4
Anastomoseninsuffizienz	5–37	5–26	2–11
Stenosen	3–21	4–29	3–15

Mobilisierung des mittleren und oberen Teils der Speiseröhre durch eine stumpfe Präparation manuell weitergetrieben. Über einen kollaren Schnitt wird der proximale Ösophagus freipräpariert und dann kann die stumpfe bimanuelle Mobilisation der Speiseröhre durchgeführt werden. Im mittleren Bereich oberhalb der Trachealbifurkation bleibt eine Zone, die auch bimanuell nicht erreicht werden kann und deswegen blind durch Zug disseziert werden muß.

Die Rekonstruktion des Speiseweges erfolgt in der Regel mit der Herstellung eines Magenschlauches. Hierbei wird der tumortragende Ösophagusanteil und der proximale Magen mit geraden Klammernahtinstrumenten abgetrennt und gleichzeitig verschlossen. Die Abb. 1 demonstriert die Bildung des Magenschlauches im Zuge der Resektion. Bei der Resektion und Lymphknotendissektion im Bereich des Truncus coeliacus ist darauf zu achten, daß die Gefäßversorgung des Magenschlauches über die A. gastrica epiploica dextra gewährleistet bleibt. Die Resektion erfolgt entlang der kleinen Kurvatur vom präpylorischen Antrum ausgehend bis zum weitesten Punkt des Fundus. Über eine kleine Inzision kann nun ein zirkuläres Klammernahtinstrument im proximalen bis mittleren Drittel des Schlauches eingeführt werden, um die

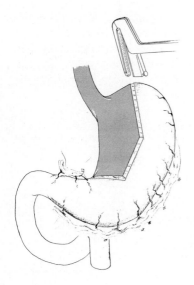

Abb. 1. Anfertigung des Magenschlauches bei gleichzeitiger Durchtrennung des distalen Resektionsrandes am Magen. Für diesen Schritt können gerade Klammernahtinstrumente verwendet werden.

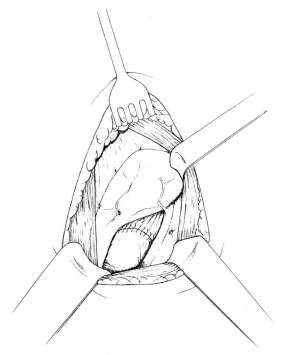

Abb. 2. Kollare Anastomose zwischen Ösophagusstumpf und proximalem Ende des Magenschlauches

kollare Klammernahtanastomose durchzuführen. Nicht selten sind die üblichen zirkulären Staplerinstrumente für diese Applikation zu kurz. Die zirkulären Klammernahtinstrumente haben sich bei der Anfertigung der kollaren Anastomose noch keineswegs als Routineverfahren durchgesetzt, zumal die kollare Anastomose auch ohne besondere Probleme in der Handnahttechnik angefertigt werden kann (Abb. 2). Mit längeren Klammernahtinstrumenten, die für diese Applikation ideal zu handhaben sind, läßt sich jedoch die Ösophagogastrostomie ohne besondere technische Schwierigkeiten durchführen, wie das von der Ösophagojejunostomie nach Gastrektomie bekannt ist.

Die En-bloc-Ösophagektomie

Die En-bloc-Resektion der Speiseröhre erfolgt über eine rechtsseitige Thorakotomie. Abhängig vom Tumorsitz muß eine totale Ösophagektomie durchgeführt werden oder es kann nach einer subtotalen Ösophagusresektion eine intrathorakale Anastomose mit dem Ösophagusersatzorgan geschaffen werden. Die Rekonstruktion erfolgt wiederum mit dem Magenschlauch. Bei einer intrathorakalen Klammernahtanastomose wird am mittleren Schlauchbereich

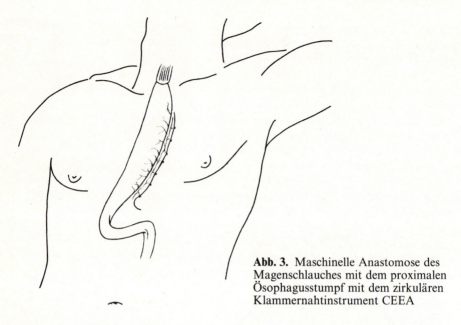

Abb. 3. Maschinelle Anastomose des Magenschlauches mit dem proximalen Ösophagusstumpf mit dem zirkulären Klammernahtinstrument CEEA

eine kleine Inzision vorgenommen, um das zirkuläre Klammernahtinstrument einzuführen. Am proximalen Schlauchende wird entweder über eine Tabakbeutelnaht oder durch einfachen Durchtritt des Zentraldorns der Schlauch für eine Anastomosierung vorbereitet. Beim rechtsthorakalen Zugang kann nach Vorlegen der Tabakbeutelnaht in den Ösophagusstumpf die Druckplatte des zirkulären Klammernahtinstruments eingebracht und die Tabakbeutelnaht über dem Zentraldorn geknüpft werden. Nach transhiatalem Durchschieben des Magenschlauches mit dem Klammernahtinstrument wird der Zentraldorn konnektiert und das Gerät approximiert und abgefeuert (Abb. 3). Der Vorteil der intrathorakalen Anastomosen liegt in einer niedrigeren Anastomoseninsuffizienzrate als bei kollaren Anastomosen, einem geringeren Auftreten von Stenosierungen postoperativ sowie in geringeren Graden von Rekurrensparesen (Tabelle 2). Demgegenüber steht das größere Risiko eines letalen Ablaufes einer Anastomoseninsuffizienz, wenngleich diese nicht so häufig auftritt. Erste Ergebnisse einer randomisierten Studie zeigen im Vergleich ein besseres Abschneiden der intrathorakalen gegenüber der kollaren Anastomosierung [6]. Selbstverständlich müssen bei der Resektion jedoch die onkologisch notwendigen Grenzen eingehalten werden, und bei Tumorsitz im mittleren und proximalen Drittel der Speiseröhre darf bei entsprechendem Allgemeinzustand des Patienten bezüglich der onkologischen Radikalität kein Kompromiß eingegangen werden.

Schlußfolgerung

Beim Ösophaguskarzinom, das die häufigste Indikation zur Ösophagusresektion darstellt, muß das Therapieziel des Chirurgen die lokale Tumorfreiheit sein. Dies beinhaltet eine sorgfältige Dissektion des Tumors und eine Lymphadenektomie, ggf. eine erweiterte Lymphadenektomie (Dreifeldlymphadenektomie mit zervikaler, mediastinaler und abdominaler Lymphadenektomie). Gegenwärtig wird der Nutzen einer präoperativen Radiochemotherapie für die Überlebenszeit der Patienten diskutiert [5, 10]. Möglicherweise ist durch eine differenzierte Selektion für diese adjuvante Therapie noch eine Verbesserung zu erzielen. Eine Heilung der Erkrankung ist bisher nur durch eine radikale Operationstechnik möglich; die Anzahl der Patienten bleibt jedoch beschränkt, da meistens nur Patienten mit fortgeschrittenen Tumorstadien zum Chirurgen kommen. Bei diesen inoperablen Fällen sollte eine differenzierte endoskopische Palliation angestrebt werden [1, 3].

Eine Perspektive für die Zukunft der chirurgischen Therapie liegt noch in der Verbesserung der Rekonstruktonsmöglichkeiten. Es treten mehr letale Komplikationen im Rahmen der Rekonstruktion auf als im Rahmen der Resektion bei entsprechend differenzierter Indikationsstellung [10]. Dies bedeutet, daß durch Verbesserung der Rekonstruktionstechnik, einer Vereinfachung und Standardisierung der chirurgischen Therapieverfahren die Morbidität und Letalität der Rekonstruktion auch in Zukunft noch weiter gesenkt werden kann. Aber auch die anderen wesentlichen Komponenten in der Behandlung des Speiseröhrenmalignoms, wie z. B. der präoperativen Patientenselektion für die chirurgische Therapie aufgrund einer differenzierten exakten Diagnostik inklusive Computertomographie und Endosonographie sowie der Integration einer interdisziplinären neoadjuvanten Chemoradiotherapie innerhalb von klinischen Studien können in Zukunft eine Verbesserung der Prognose des Ösophaguskarzinoms beinhalten [10].

Literatur

1. Fuchs KH, Freys SM, Schaube H, Eckstein AK, Selch A, Hamelmann H (1991) Randomized comparison of endoscopic palliation of malignant esophageal stenoses. Surg Endosc 5:63–67
2. DeMeester TR, Barlow AP (1988) Surgery and current management for cancer of the esophagus and cardia. In: Ravitch MM (ed) Current problems of surgery. Year Book Medical Publishers, Chicago, pp 580–587
3. Paolucci V, Henne T, Schmidt-Matthiesen A (1990) Endoskopisch-palliative Tubus- und Laser-Therapie bei fortgeschrittenem Carcinom von Oesophagus und Kardia. Chirurg 61:43–48
4. Pichlmaier H, Müller JM, Zieren U (1992) Plattenepithelcarcinom des Oesophagus. Behandlungskonzept der Chirurgischen Klinik der Universität zu Köln. Chirurg 63:701–708
5. Schlag P (1992) Randomisierte Studie zur präoperativen Chemotherapie beim Plattenepithelcarcinom des Oesophagus. Chirurg 63:709–714

6. Riemenschneider T, Winkhaus A, Korden K, Kania U, Hirner A (1992) Collar versus thoracic anastomosis after resection of esophagial carcinoma. Fifth World Congress of the International Society for Diseases of the Esophagus. August 5.–8., 1992, Kyoto, Japan
7. Schumpelick V, Faß J, Truong S, Dreuw B, Treutner KH (1992) Behandlungsergebnisse des Oesophaguscarcinoms. Chirurg 63:715–721
8. Siewert JR, Hölscher AH, Horváth ÖP (1986) Transmediastinale Oesophagektomie. Langenbecks Arch Chir 367:203
9. Siewert JR, Hölscher AH, Roder JD, Bartels H (1988) En-bloc Resektion der Speiseröhre beim Oesophaguscarcinom. Langenbecks Arch Chir 373:367
10. Siewert JR, Bartels H, Bollschweiler E, Dittler HJ, Fink U, Hölscher AH, Roder JD (1992) Plattenepithelcarcinom des Oesophagus. Behandlungskonzept der Chirurgischen Klinik der Technischen Universität München. Chirurg 63:693–700

Rekonstruktionen der ösophagoenteralen Passage in Klammernahttechnik beim Kardiakarzinom

W. Hohenberger und V. D. Mohr

Die unterschiedliche Strategie der operativen Behandlung von Kardiakarzinomen bedingt auch unterschiedliche Rekonstruktionsprinzipien. Drei Einstellungen zur Behandlung dieser Karzinome sind erkennbar:

1. Die Gleichsetzung dieser Tumoren mit den Ösophaguskarzinomen mit der daraus sich ergebenden Konsequenz, daß eine Kardiafundusresektion mit subtotaler Resektion des Ösophagus durchgeführt wird, mit Rekonstruktion der Passage entweder durch Magenhochzug oder Koloninterposition (Ellis et al. 1983, 1988; Orringer 1984; Skinner 1983).
2. Die Unterteilung der Adenokarzinome des gastroösophagealen Überganges in Barrett-Karzinome (Adenokarzinome im Endobrachyösophagus), eigentliche Kardiakarzinome und primär subkardial entstandene und in den gastroösophagealen Übergang vorwachsende Magenkarzinome (Siewert u. Hölscher 1990; Siewert et al. 1988).
3. Die Behandlung dieser Karzinome wie bei Magenkarzinomen, d.h. durch totale Gastrektomie mit Ausdehnung der Resektion auf den Ösophagus in Abhängigkeit vom Ausmaß der Ösophagusinfiltration (Akiyama et al. 1979; Husemann 1986).

Die Operationsstrategie in Erlangen wurde anhand von Untersuchungen über die intramurale Tumorausdehnung von Magenkarzinomen in Abhängigkeit vom Tumortyp nach Lauren entwickelt. Hierbei hat es sich gezeigt, daß bei intestinalen Karzinomen, deren Infiltrationsausmaß auch histologisch gut mit dem bereits makroskopisch erkennbaren Tumorrand übereinstimmt, ein Sicherheitsabstand am frischen, nicht aufgespannten Präparat von 3 cm ausreichend ist, entsprechend einem Abstand in situ von 5 cm. Beim diffusen Karzinom dehnt sich der Tumor jedoch teilweise auch diskontinuierlich sehr viel weiter intramural aus, so daß Sicherheitsabstände von 5 cm am Präparat entsprechend 8–10 cm in situ notwendig werden (Hermanek 1986; Gall 1986; Hohenberger 1986).

Unter diesen Gesichtspunkten ist beim primär subkardial entstandenen Karzinom und beim eigentlichen Kardiakarzinom die Resektion in Verbindung mit der totalen Gastrektomie entsprechend weit auf den distalen thorakalen Ösophagus auszudehnen. Nicht immer ist eine Unterscheidung dieser beiden Tumorlokalisationen möglich. Wichtig ist hierbei auch die

Dissektion der paraösophagealen Lymphknoten oberhalb des Zwerchfelles, da bei Kardiakarzinomen ausschließlich die Metastasierung in dieser Region erfolgen kann.

Die Gastrektomie mit Resektion des distalen Ösophagus kann über verschiedene Zugänge erfolgen. Persönlich wird der abdominolinksthorakale Zugang bevorzugt, wobei zunächst geradlinig in Verlängerung des 7. oder 8. Interkostalraumes links bei halbschräger Seitenlagerung die Laparotomie im linken Oberbauch mit Ausführung der Inzision bis zur Medianlinie erfolgt. Nach Klärung der Operabilität wird die Inzision zur Thorakotomie verlängert und in gleicher Ebene das Zwerchfell radiär etwa 7–8 cm unter Schonung des vorderen Astes des N. phrenicus inzidiert. Da der Verzicht auf eine Thorakotomie für Risikopatienten schonender erschien, wurde in der Vergangenheit für Risikofälle die mediane Laparotomie gewählt mit medianer Inzision des Zwerchfelles vom Hiatus aus nach ventral und nach vorheriger Durchtrennung der linken Zwechfellvene. Auch hierbei können in gleicher Weise die paraösophagealen Lymphknoten disseziert werden. Allerdings ist bei diesem Zugang zu bedenken, daß über längere Phasen der Operation hinweg das Herz nach ventral-lateral weggehalten werden muß, wobei der Rückstrom zum Herzen eingeschränkt werden kann und Rhythmusstörungen bis hin zur Asystolie auftreten können. Insofern ist dieses Vorgehen u. U. bei Risikopatienten geradezu problematisch, so daß an sich unter diesem Gesichtspunkt zu überlegen ist, ob dieses Vorgehen tatsächlich schonender ist als der abdominolinksthorakale Zugang. Außerdem ist die Schnittführung im Verlauf der Interkostalnerven erfahrungsgemäß für den Patienten postoperativ weniger schmerzhaft.

Persönliches Krankengut und Ergebnisse

Um über die Durchführbarkeit dieser Strategie und die sich daraus ergebenden operativen Zugangswege sowie über das Resektionsausmaß Klarheit zu gewinnen, wurde das persönliche Krankengut von 46 resezierten Kardiakarzinomen analysiert.

Es handelte sich um 35 Männer und 11 Frauen mit einem Altersmedian von 66 Jahren (37–85 Jahre). In 10 Fällen wurden multiviszerale Resektionen mit Einbeziehung der Lebersegmente 2 und 3, des Zwerchfells, der Nebenniere oder des linken Pankreas durchgeführt. Der Zugang erfolgte in 37 Fällen über einen abdominolinksthorakalen Zugang durch den 7. und seltener 8. Interkostalraum mit Verlängerung der Inzision geradlinig in den Oberbauch bis etwa in Höhe der Medianlinie. In 7 Fällen erfolgte die Resektion des distalen thorakalen Ösophagus nach medianer Laparotomie durch Einkerbung des Zwerchfelles vom Hiatus aus nach ventral und damit transdiaphragmal. Bei 2 Patienten mit einem diffusen Karzinom konnte durch thorakolinksabdominellen Zugang infolge des Ausmaßes der Ösophagusinfiltration keine ausreichende Resektion des thorakalen Ösophagus erreicht werden, so daß in diesen Fällen zusätzlich eine subtotale Ösophagusresektion durchgeführt wurde, und zwar mit Interposition des linken Kolons anisoperistaltisch, zervikaler Ösophagokolostomie und distaler Kolonjejunostomie auf eine nach Roux ausgeschaltete Dünndarmschlinge. Die Ausdehnung der Ösophagusresektion erfolgte in Abhängigkeit vom Tumortyp unter den oben dargestellten Maßgaben.

Die Anastomosen am thorakalen Ösophagus wurden mit einer nach Roux ausgeschalteten Dünndarmschlinge mit einem EEA durchgeführt, wobei in den letzten Jahren fast überwiegend ein Durchmesser der Andruckplatte von 28 mm ($n = 21$ insgesamt) verwendet wurde. In 22 Fällen kam ein Gerät mit einem Durchmesser von 25 mm und einmal von 21 mm zur Anwendung. Eine postoperative Stenose wurde in einem Fall bekannt bei Verwendung eines EEA 25 mm.

Postoperativ trat eine Anastomoseninsuffizienz auf, welche an sich nicht als klinisch relevant angesehen wurde. Trotzdem verstarb dieser Patient, da er zusätzlich eine Pankreasschwanznekrose entwickelte. Ein weiterer Patient verstarb an einer Sepsis, deren Ursache unbekannt blieb. Eine Anastomoseninsuffizienz lag nicht vor. Weitere wesentliche Komplikationen traten nicht auf.

Ein wichtiger Gesichtspunkt bei dieser Operation ist auch die Dissektion der paraösophagealen Lymphknoten oberhalb des Zwerchfelles. So wurde in einem Falle eines kleinen Frühkarzinoms ohne intraabdominelle Lymphknotenmetastasierung eine solitäre Lymphknotenmetastase paraösophageal oberhalb des Zwerchfelles gefunden.

Zur Rekonstruktion stehen im wesentlichen 3 Prinzipien zur Verfügung, nämlich die auf Schlatter zurückgehende End-zu-Seit-Ösophagojejunostomie sowie die Rekonstruktion nach Roux bzw. die Jejunuminterposition nach Seio, Longmire und Gütgemann. Auch die verschiedenen Formen der Jejunoplicationes und Ersatzmagenbildungen lassen sich auf diese 3 Prinzipien zurückführen. Nach Untersuchungen von Groitl (1984) finden sich Refluxösophagitiden besonders nach End-zu-Seit-Ösophagojejunostomien entsprechend dem Schlatter-Prinzip am häufigsten. Aber auch nach den beiden übrigen Verfahren treten Refluxösophagitiden auf, wenn nämlich die interponierte Schlinge kürzer als 40 cm ist. Das postoperative Gewichtsverhalten ist jedoch ganz wesentlich abhängig davon, ob eine Ösophagitis auftritt oder nicht.

Diskussion

Die operative Behandlung von Adenokarzinomen im Bereich der Kardia wird unterschiedlich gehandhabt. Diese Unterschiede bedingen auch eine jeweils unterschiedliche Rekonstruktion. Vor allem amerikanische Chirurgen behandeln diese Tumoren wie distale Plattenepithelkarzinome des Ösophagus und verzichten auf eine systematische Lymphknotendissektion im Oberbauch (Ellis et al. 1983; Orringer 1984; Skinner 1983).

Die meisten japanischen Chirurgen operieren kardianahe Adenokarzinome wie Magenkarzinome, in der Regel über einen abdominolinksthorakalen Zugang. Das gleiche Vorgehen wurde in den letzten Jahren auch in der Erlanger

Klinik favorisiert. Die Rekonstruktion erfolgt überwiegend durch Jejunuminterposition mit einer nach Roux ausgeschalteten Schlinge. Siewert (1987, 1990) hat aufgrund der unterschiedlichen Prognose die primär vom Magenkorpus ausgehenden und sekundär die Kardia infiltrierenden Tumoren von den üblichen Kardiakarzinomen unterschieden und für die eigentlichen Kardiakarzinome die totale Gastrektomie und subtotale Ösophagusresektion mit Koloninterposition empfohlen. Im eigenen Therapiekonzept wird die zusätzliche subtotale Ösophagusresektion nur bei diffusen Karzinomen durchgeführt, wenn durch eine partielle Resektion des thorakalen Ösophagus kein ausreichender Sicherheitsabstand von 5 cm bei diesem Tumortyp, gemessen am frischen nicht aufgespannten Präparat, erreicht wird. Diese Situation hat sich im eigenen Krankengut bei 2 von 46 Patienten ergeben. Die Rekonstruktion erfolgt in diesen Fällen durch Koloninterposition, wobei die Anastomose am Hals durch Handnaht erfolgt. Ansonsten wird der thorakale Ösophagus nur partiell reseziert. Ein wichtiger Gesichtspunkt bei dieser Operation ist auch die Dissektion der paraösophagealen Lymphknoten oberhalb des Zwerchfelles. So wurde in einem Falle eines kleinen Frühkarzinoms direkt an der Kardia ohne interabdominelle Lymphknotenmetastasen eine solitäre Lymphknotenmetastase paraösophageal oberhalb des Zwerchfelles gefunden.

Nach persönlicher Einschätzung läßt sich bei dem üblicherweise notwendigen Ausmaß der Resektion des thorakalen Ösophagus, welche in der Regel bis etwa in Höhe der unteren Lungenvene erfolgt, eine Handnaht nicht mit hinreichender Sicherheit durchführen, da i. allg. die notwendige Übersicht nur bedingt gegeben ist. Es bietet sich vielmehr die Anwendung von Klammernahtgeräten an. Im eigenen Krankengut betrug dabei die Insuffizienzrate 2 % (1/46). Ein wichtiger Gesichtspunkt ist hierbei die Vermeidung von Stenosen an der Anastomose, die sich auch ohne manifeste oder stille Insuffizienzen entwickeln können. Da bekannt ist, daß Andruckplatten mit größerem Durchmesser weniger Stenosen als solche mit geringerem verursachen (Wong et al. 1987; Walther et al. 1986), sollte daher der im Einzelfall größtmögliche Durchmesser gewählt werden. Mit zunehmender Erfahrung ist es in etwa 4/5 der Fälle möglich, 28er Magazine zu verwenden.

Die Frage, inwieweit Magenersatzbildungen eine verbesserte Lebensqualität bringen, ist noch nicht geklärt. Nach Untersuchungen von Groitl (1984) steht im Vordergrund der Rekonstruktion die Vermeidung einer Refluxösophagitis, welche ganz entscheidend Einfluß auf die postoperative Gewichtsentwicklung und das Wohlbefinden der Patienten nimmt. Das einfachste Verfahren, welches dieses Prinzip gewährleistet, ist die Rekonstruktion mit einer nach Roux ausgeschalteten Dünndarmschlinge, welche bei der intrathorakal liegenden Anastomose nach der Resektion eines Kardiakarzinoms ausnahmsweise als End-zu-End-Anastomose, i. allg. jedoch nur als End-zu-Seit-Anastomose durchführbar ist, wobei die Einführung des Staplers über das später zu verschließende freie Jejunumende erfolgt. Der Abstand zwischen der Ösophagusanastomose bis zur Klammerreihe sollte etwa 2 cm betragen. Bei einem größeren Abstand ist mit der Entwicklung von Blindsacksyndromen zu rechnen, bei kürzeren Abständen wird die Gefahr der Minderdurchblutung des Dünndarmes im Anastomosenbereich gefürchtet.

Literatur

Akiyama H, Miyazono H, Tsurumaru M, Hashimoto C, Kawamura T (1979) Thoracoabdominal approach for carcinoma of the cardia of the stomach. Am J Surg 137:345

Ellis FH Jr, Gibb SP, Watkins E Jr (1983) Esophagogastrectomy. A safe, widely applicable, and expeditious form of palliation for patients with carcinoma of the esophagus and cardia. Ann Surg 198:531–540

Ellis FH Jr, Gibb SP, Watkins E Jr (1988) Limited esophagogastrectomy for carcinoma of the cardia. Indications, technique, and results. Ann Surg 208:354–361

Gall FP (1986) Histologie- und stadiengerechte Chirurgie beim Magenkarzinom. In: Gall FP, Hermanek P, Hornig D (Hrsg) Magenkarzinom – Epidemiologie, Pathologie, Therapie, Nachsorge. Zuckschwerdt, München Bern Wien San Francisco, S 80–89 (Fortschritte in der Chirurgie, Bd 2)

Groitl H (1984) Habilitationsschrift, Erlangen

Hermanek P (1986) Magenkarzinom – Typing, Grading, Staging. In: Gall FP, Hermanek P, Hornig D (Hrsg) Magenkarzinom – Epidemiologie, Pathologie, Therapie, Nachsorge. Zuckschwerdt, München Bern Wien San Francisco, S 36–46 (Fortschritte in der Chirurgie, Bd 2)

Hohenberger W (1986) Die Chirurgie des Magenkarzinoms. Schweiz Rundschau Med (Praxis) 75:1263–1268

Husemann B (1986) Kardiakarzinom und Refluxösophagitis. In: Gall FP, Hermanek P, Hornig D (Hrsg) Magenkarzinom – Epidemiologie, Pathologie, Therapie, Nachsorge. Zuckschwerdt, München Bern Wien San Francisco, S 146–155 (Fortschritte in der Chirurgie, Bd 2)

Orringer MB (1984) Transhiatal esophagectomy without thoracotomy for carcinoma of the thoracic esophagus. Ann Surg 200:282–288

Siewert JR, Hölscher AH (1990) Adenocarcinom des gastrooesophagealen Übergangs. In: Siewert JR, Harder F, Allgöwer M, Blum AL, Creutzfeld W, Hollender LF, Peiper HJ (Hrsg) Chirurgische Gastroenterologie, 2. Aufl. Springer, Berlin Heidelberg New York, S 661–674

Siewert JR, Hölscher AH, Becker K, Gössner W (1987) Kardiacarcinom: Versuch einer therapeutisch relevanten Klassifikation. Chirurg 58:25–32

Skinner DB (1983) En bloc resection for neoplasms of the esophagus and cardia. J Thorac Cardiovasc Surg 85:59–71

Walther BS, Oscarson JEA, Graffner HOL, Vallgren S, Evander A (1986) Esophagojejunostomy with EEA stapler. Surgery 99:598–603

Wong J, Cheung H, Lui R, Fan YW, Smith A, Siu KF (1987) Esophagogastric anastomosis performed with a stapler: the occurrence of leakage and structure. Surgery 101:408–415

Rekonstruktion des oberen Gastrointestinaltraktes nach Gastrektomie – Indikationen, Verfahrenswahl, Ergebnisse

K.-H. Fuchs, R. Engemann, E. Deltz, O. Stremme und A. Thiede

Trotz weltweiten Rückgangs der Inzidenz des Magenkarzinoms bleiben die Resektionsverfahren des Magens und des gastroösophagealen Überganges eine wichtige Aufgabe für die Chirurgie. Die Entwicklung und Verbesserung der endoskopischen, endosonographischen und anderen bildgebenden Verfahren zur Erkennung von Tumorsitz, Typ und Stadium sowie Schweregrad der Erkrankung lassen derzeit bereits präoperativ ein weitgehend exaktes Bild der Erkrankung zu [1]. Dies erlaubt in den meisten Fällen eine exakte Planung des chirurgischen Eingriffes. Während bis vor wenigen Jahren noch die postoperative Letalität, insbesondere der totalen Gastrektomie eine entscheidende Rolle in der therapeutischen Planung spielte, stehen heute eher die onkologischen Komponenten bezüglich der Limitierung der Lebenszeit im Vordergrund. Noch vor 10–15 Jahren war eine hohe Rate von Anastomoseninsuffizienzen, insbesondere an der Ösophagojejunostomie für eine hohe postoperative Letalität von über 20% verantwortlich [1, 2]. Die Verbesserung auf intensivmedizinischem Gebiet, aber auch die Verbesserung der Operationstechnik hat zu dieser Entwicklung geführt. Die Einführung des systematischen Einsatzes von Klammernahtinstrumenten, besonders der zirkulären Klammernahtinstrumente, war in den letzten 10 Jahren einer der wesentlichen Gründe für die Verbesserung der Insuffizienzraten und der damit verbundenen postoperativen Letalität [3, 4]. Seitdem die operationstechnischen Probleme weitgehend gelöst sind, bewegt sich die Letalitätsrate nach totaler Gastrektomie unter der 5%-Grenze [4, 5]. Dies erlaubt den Chirurgen, als Zielkriterien für die kurative operative Therapie von malignen Tumoren des Magens neben der Letalität sich intensiv um die onkologischen Probleme und die damit verbundene Lebenszeitverlängerung, besonders um die postoperative Lebensqualität der Patienten zu kümmern [6–8].

Indikationen

Neben Magenlymphomen und noch selteneren anderen Neubildungen des Magens stellt das Magenkarzinom die häufigste Indikation zur Magenresektion dar. Noch seltener wird bei Magenfunktionsstörungen oder z.B. beim Zollinger-Ellison-Syndrom die Indikation zur totalen Magenresektion gestellt.

Da z. Z. konservative Therapieformen keinen kurativen Ansatz in der Behandlung des Magenkarzinoms erkennen lassen, muß die Indikation zur Gastrektomie beim Magenkarzinom breit gestellt werden. Auch von einer palliativen Resektion kann der Patient profitieren. Die Alternativen zur palliativen Resektion, wie die endoskopische Laserbehandlung, die palliative Chemotherapie, die palliative Gastroenterostomie oder gar die palliative Entlastung über eine perkutane endoskopische Gastrostomie, bieten in der Regel eine vergleichbar schlechtere Lebensqualität als die palliative Entfernung des Tumors. Durch die Resektion des Tumorgewebes können Passagestörung und Spätprobleme, wie Tumorblutungen und Tumorzerfall, minimiert werden. Nur bei Kontraindikationen aufgrund eines schlechten Allgemeinzustandes oder extrem hoher kardiorespiratorischer Risiken sollte von einem aggressiv chirurgischen Konzept Abstand genommen werden [1, 11].

Das Resektionsausmaß richtet sich neben der Tumorausdehnung nach dem histologischen Typ und der Wahrscheinlichkeit von diskontinuierlichem Wachstum des Karzinoms. So kann sich das Frühkarzinom mit etwa 10% der Fälle in einer multilokulären Form darstellen. Eine regionäre Lymphknotenmetastasierung ist beim Mukosatyp in bis zu 4% und beim Submukosatyp in bis zu 20% der Fälle beschrieben [1, 5]. Die histologische Typeinteilung spielt bei der Operationsplanung und der Indikation zur totalen Gastrektomie eine wichtige Rolle [9]. Beim Magenkarzinom tritt der intestinale Typ mit über 50% am häufigsten auf im Vergleich zu einer Häufigkeit von 30% des diffusen Typs und 15% des Mischtyps.

Die Tumorgrenzen beim intestinalen Typ sind meistens relativ scharf begrenzt, während beim diffusen Typ eine diskontinuierliche Verteilung der Tumorareale vorkommen kann und deswegen mit einem größeren Sicherheitsabstand von ca. 10 cm gearbeitet werden muß. Dies hat zur Folge, daß beim diffusen Typ sicher häufiger eine totale Gastrektomie durchgeführt werden muß als beim intestinalen Typ. Die Beschränkung auf eine distale Magenresektion ist bei einer Lokalisation im Antrum beim intestinalen Typ gerechtfertigt. Beim diffusen Typ und Lokalisation im Antrum ist eine distale Resektion nicht selten aufgrund des mangelnden Sicherheitsabstandes zum oralen Resektionsrand nicht sinnvoll und es muß eine totale Gastrektomie durchgeführt werden. Tumorlokalisationen im Korpus und höher erfordern üblicherweise immer eine totale Gastrektomie.

Beim Kardiakarzinom liegt eine besondere Problematik bezüglich der oralen Resektionsgrenzen vor. Mit Kardiakarzinom werden Adenokarzinome des gastroösophagealen Übergangs bezeichnet [10]. Dieser Übergang umfaßt den Bereich des unteren ösophagealen Sphinkters bis 5 cm oralwärts der Schleimhautgrenze sowie 5 cm aboral der Schleimhautgrenze und damit den proximalen Magenanteil. Im Normalfall stellt die Schleimhautgrenze zwischen dem Plattenepithel der Speiseröhre und der Magenmukosa eine leicht identifizierbare Grenze dar. Beim Barrett-Ösophagus kann diese Abgrenzung schwierig sein, da die Schleimhautgrenze weiter oral im Ösophagus liegt und man für die Typisierung des Kardiakarzinoms endoskopisch und ggf. radiologisch die anatomische Struktur des unteren ösophagealen Sphinkters als Grenze aufsuchen muß. Zur Klarstellung dieser Situation und zur besseren Vergleichbarkeit von operativen Daten und postoperativen Ergebnissen wurde eine spezielle Typisierung des Kardiakarzinoms in 3 verschiedene Typen definiert [10]: Unter Typ I versteht man das Adenokarzinom im Endobrachyösophagus, unter Typ II versteht man ein Karzinom, das direkt von der Mukosa im Bereich des Schleimhautübergangs ausgeht, und unter Typ III wird ein bis in die Kardia hochgewachsenes Karzinom, ausgehend von der Fundusschleimhaut, klassifiziert. Aus der Lokalisation der Kardiakarzinome ergibt sich besonders für das Typ-I-Kardiakarzinom die Notwendigkeit, bei der Resektion einen Zweihöhleneingriff durchzuführen. Letzterer kann sowohl transthorakal als auch transhiatal durchgeführt werden.

So wird man beim Kardiakarzinom vom Typ I eine subtotale Ösophagektomie und proximale Magenresektion mit Interposition des distalen Magens und notwendiger Lymphadenektomie bis zum Truncus coeliacus (Kompartiment II) unter Schonung der Gefäßversorgung über die A. gastrica dextra anschließen müssen [1]. Beim Kardiakarzinom Typ II, insbesondere im fortgeschrittenen Stadium, kann die totale Gastrektomie und subtotale Ösophagektomie mit entsprechender Ausdehnung der Lymphadenektomie notwendig sein, um Radikalität zu erreichen. In diesem Falle, insbesondere bei einer notwendigen zervikalen Anastomosierung, empfiehlt es sich, ein Koloninterponat durchzuführen. Für diesen ausgedehnten Eingriff kommen jedoch nur Patienten in gutem Allgemeinzustand in Frage, da das Risiko dieses Eingriffes nicht unerheblich ist. Beim Kardiakarzinom vom Typ III ist eine totale Gastrektomie und distale Ösophagusresektion meistens mit transhiatalem, seltener mit transthorakalem Zugang notwendig. Selbstverständlich muß im Zweifelsfall intraoperativ die Karzinomfreiheit des Resektionsrandes durch Schnellschnitt überprüft werden, da gerade einige Kardiakarzinome dazu neigen, im Ösophagus submukös infiltrierend nach oral zu wachsen.

Somit wird in der Magenkarzinomchirurgie in den meisten Fällen eine Gastrektomie und manchmal abhängig vom Tumorsitz eine Resektion des distalen oder gar mittleren Ösophagus indiziert sein. Der entstandene Defekt im oberen Gastrointestinaltrakt wird in der Mehrzahl der Fälle durch Dünndarm überbrückt.

Überlegungen zur Lymphadenektomie

Im Regelfall darf die totale Gastrektomie nicht auf die Entfernung des Magens beschränkt bleiben, sondern muß mit einer systematischen Lymphadenektomie kombiniert werden. Über das notwendige Ausmaß der Lymphadenektomie besteht nach wie vor eine kontroverse Diskussion [5, 11]. An den Chirurgen muß die Forderung gestellt werden, eine R0-Resektion (nach UICC 1987) [12] anzustreben, um eine dauerhafte Karzinomfreiheit zu erreichen. Nach der UICC-Definition bezüglich der Radikalität der Resektion darf nach einer R0-Resektion kein Residualtumor verbleiben. Nach R1-Resektionen verbleiben mikroskopische Tumorreste, bzw. histologisch ist die Entfernung von Tumor-

und Lymphknoten nicht im Gesunden erfolgt. Nach der R2-Resektion werden noch makroskopisch Tumorreste belassen. Diese UICC-R-Klassifikation ist nicht zu verwechseln mit der R-Nomenklatur der Japanese Research Society for Gastric Cancer für das Ausmaß der Lymphknotenexstirpation.

In Europa wird gegenwärtig unter systematischer Lymphadenektomie in der Regel die Entfernung der Lymphknotenkompartimente 1 und 2, in wenigen Zentren auch die des Kompartimentes 3 verstanden. Diese Standardlymphadenektomie umfaßt die Lymphknotengruppen 1–6 und 7–11 (Japanese Research Society for Gastric Cancer) [5]. Nach der Deutschen Magen-Carcinom-Studie werden bei dieser Standardlymphadenektomie im Schnitt 32,5 Lymphknoten gewonnen. Die erweiterte Lymphadenektomie umfaßt die Kompartimente 1 und 2 und reicht in das Kompartiment 3 hinein, wobei von den Autoren, die dieses Konzept verfolgen, mehr als 40 Lymphknoten gewonnen werden [5, 13]. Die eigentliche Gastrektomie, d. h. die Mobilisierung des Organs, beinhaltet praktisch die Lymphadenektomie des Kompartimentes 1. Die Standardlymphadenektomie mit Entfernung der Lymphknoten aus dem Kompartiment 2, ohne die Lymphknoten des Milzhilus und die im Bereich des Pankreasschwanzes, wird wohl am häufigsten durchgeführt. Bei dieser Lymphadenektomie werden im Mittel bis zu 30 Lymphknoten entfernt [13]. Die zusätzliche Splenektomie steigert die Zahl der entfernten Lymphknoten nicht signifikant. Erst die zusätzliche Pankreaslinksresektion führt zu einer signifikanten Steigerung der Lymphknoten auf im Mittel 42. Damit ist sicher ein exakteres Staging und eine exaktere Prognoseabschätzung möglich, aber die letztgenannte Erweiterung des Eingriffs ist in vielen Kliniken mit einer Erhöhung der Morbiditätsrate der operierten Patienten verbunden. Dies führt dazu, daß insbesondere für den Risikopatienten die erweiterte Lymphadenektomie des Kompartimentes 2 und 3 von vielen Chirurgen kritisch gesehen wird.

Die Ergebnisse der Deutschen Magen-Carcinom-Studie [5] sprechen bei einer Gegenüberstellung von stadiengleichen Patientengruppen mit limitierter Lymphadenektomie (< 20 entfernte Lymphknoten) gegenüber einer Patientengruppe mit ausgedehnter LK-Dissektion (> 20 entfernte Lymphknoten pro Patient), daß Patienten in den Magenkarzinomstadien 2 und 3a eine eindeutig bessere Prognose erreichen, wenn das radikalere Vorgehen gewählt wird.

In den letzten 10 Jahren zeichnen sich Vorteile des chirurgisch aggressiven Konzeptes, d. h. eine radikalere Entfernung des Tumors durch eine Erweiterung der Indikationsstellung zur totalen Gastrektomie und eine systematische Lymphknotenentfernung, ab. Dieser Eindruck ist aufgrund der untersuchten und dokumentierten Fallzahlen nur sehr schwierig wissenschaftlich exakt zu beweisen. Einzelstudien zeigen, daß die Vergrößerung des Eingriffs durch eine totale Gastrektomie und eine erweiterte Lymphadenektomie zunehmend auch mit geringer Letalitätsrate bei Patienten in hohem Alter eingesetzt werden kann [14].

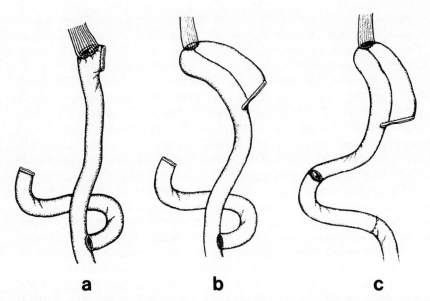

Abb. 1a–c. Typische Vertreter der wesentlichen Rekonstruktionsprinzipien des oberen Gastrointestinaltraktes nach Gastrektomie: **a** Einfache Ösophagojejunostomie End-zu-Seit durch Krückstock in der Roux-Y-Technik ohne Pouch. **b** Ösophagojejunostomie in der Roux-Y-Technik mit Pouch. **c** Ösophagojejunostomie und Jejunoduodenostomie durch Jejunuminterposition mit Pouch

Auswahl des Rekonstruktionsverfahrens

Nach Entfernung des Magens entsteht ein massiver Defekt in der Kontinuität und Funktion des Magen-Darm-Traktes [6, 15, 16]. Die Sekretions-, Transport- und Verdauungsfunktionen sind erheblich beeinträchtigt. Dieser Funktionsdefekt im oberen Gastrointestinaltrakt führt zu den bekannten komplexen Syndromen [15, 16]. Neben den wichtigen Sekretionsfunktionen geht v. a. die Reservoirfunktion und die Durchmischungs- und Portionierungsfunktion des Magens verloren [17, 18]. Im Laufe der letzten 100 Jahre sind mehr als 50 verschiedene Operationsverfahren zur Wiederherstellung der Speisepassage im oberen Gastrointestinaltrakt entwickelt und publiziert worden [1]. Dies ist ein deutlicher Beweis dafür, daß es bisher noch nicht möglich war, ein ideales Verfahren zu entwickeln oder zu identifizieren, das alle gastralen Funktionen am besten ersetzt und gleichzeitig von den meisten Chirurgen mit einer geringen Komplikationsrate durchgeführt werden kann.

Auch wenn eine Vielzahl von Rekonstruktionsverfahren entwickelt wurde, so gibt es einige wenige grundlegende Rekonstruktionsprinzipien, die in der Magenchirurgie Verwendung finden (Abb. 1). Der obere Gastrointestinaltrakt kann zwischen Ösophagus und Dünndarm durch eine direkte Ösophagojejunostomie mit Hilfe einer hochgezogenen Jejunumschlinge verbunden werden. Andererseits kann der Zufluß der Verdauungssäfte mit Hilfe des Roux-Y-

Rekonstruktionsprinzipes weiter distal angelegt werden, oder aus dem Dünndarm wird ein Interponat gewonnen, das die Speiseröhre direkt mit dem Duodenum verbindet.

Da diese Rekonstruktionsprinzipien einen zum Teil sehr unterschiedlichen technischen Aufwand bei der Operation darstellen, hängt die optimale Auswahl des Verfahrens zunächst von dem Allgemeinzustand und der Prognose des Patienten ab. Bestehen entsprechend viele Risikofaktoren und muß auf eine kurze Operationszeit geachtet werden, so sollte sich bei der Auswahl die postoperative Funktionstüchtigkeit des Rekonstruktionsverfahrens der Zeitdauer der Operation unterordnen. Da aufgrund der guten Narkosetechnik und der modernen Intensivmedizin Risikofaktoren nur noch selten eine wirklich gravierende Rolle spielen und die Verfahren zunehmend auf Patienten über 80 Jahre ausgedehnt werden, kommt der postoperativen Funktion eines Rekonstruktionsverfahrens bei der Auswahl eine ganz wesentliche Bedeutung zu [7, 8, 17, 19].

Für die Beantwortung der Frage nach dem optimalen Rekonstruktionsverfahren stehen nur sehr wenige Daten aus kontrollierten Studien zur Verfügung. Es gibt eine Vielzahl von retrospektiv und prospektiv durchgeführten Studien zu diesem Thema, die kontroverse Ergebnisse liefern und damit nicht zu einer klaren Entscheidung für das eine oder andere Rekonstruktionsprinzip geführt haben. Die einfachste Rekonstruktionsform durch eine Ösophagojejunostomie und Jejunojejunostomie im Sinne einer Braun-Fußpunktanastomose ist die Rekonstruktion nach Schlatter. Bei dieser Rekonstruktionsform wird weder ein besonderes Reservoir geschaffen, noch wird die Speisepassage durch das Duodenum erhalten, noch wird dem potentiellen enteroösophagealen Reflux Rechnung getragen und dieser ausgeschaltet. Am weitesten verbreitet hat sich gegenwärtig zumindest in Europa die einfache Roux-Y-Rekonstruktion, bei der der skelettierte Jejunumschenkel an den Speiseröhrenstumpf angeschlossen wird. Die Verdauungssäfte werden im Roux-Y-Prinzip weiter distal zugeleitet [19, 20].

Die Vermeidung des exzessiven enteroösophagealen Refluxes ist ein ganz wichtiger Parameter bei der Auswahl des Rekonstruktionsverfahrens. Keines der heute ausgewählten Verfahren sollte dieses Prinzip ausschließen. Ein solcher pathologischer Reflux kann einerseits durch die Zuführung des Duodenalsaftes weiter aboral nach dem Roux-Y-Prinzip ausgeschaltet werden oder durch eine entsprechend lange Interposition eines Jejunumsegmentes zwischen Duodenum und Speiseröhrenstumpf minimiert werden. Beide Maßnahmen sollten dazu führen, daß größere Mengen an Duodenalsaft weder über ein langes Interponat noch über den Umweg der Roux-Y-Jejunojejunostomie in das Ösophaguslumen fließen und damit die Speiseröhrenschleimhaut erreichen. Durch die Eigenarten der Darmmotilität kann es jedoch auch aus einer langen abführenden Jejunalschlinge zu einem störenden Reflux kommen [18]. Die Jejunoplikatio [2], ursprünglich zur Absicherung der Ösophagojejunostomie eingeführt, hat einen Effekt im Sinne einer Antirefluxbarriere. Die Funktion dieser Barriere hängt jedoch ganz wesentlich von der Anwesenheit eines Restsphinkters am gastroösophagealen Übergang ab. Als eine sehr effektive Technik zur Verhinderung des Refluxes hat sich die Anwesenheit eines Reservoirs zwischen Ösophagusstumpf und abführender Jejunalschlinge gezeigt, obgleich für die Begründung dieses Effektes nur Spekulationen neben der klinischen Erfahrung herangezogen werden können. Bei Anwesenheit eines Pouches konnte gezeigt werden, daß die Inzidenz von Refluxproblemen und einer Refluxösophagitis bei mehr als 100 Patienten nur weniger als 3% beträgt [23].

Die Reservoirfunktion durch Schaffung eines sog. Pouches oder Ersatzmagens läßt sich sehr einfach chirurgisch lösen [20, 21]. Der Sinn dieser Maßnahme, die trotz Vereinfachung der Technik mit Hilfe von Klammernahtinstrumenten noch einen gewissen, aber geringen Mehraufwand bei der Operation darstellt, wird immer noch kontrovers diskutiert [7, 18, 20, 22, 23]. Bisher ist der Vorteil der Ersatzmagenbildung durch Jejunum nach Gastrektomie nur in einer Studie nachgewiesen worden, die jedoch eine niedrige Fallzahl bei sehr langer Studiendauer aufzeigt [7]. In dieser randomisierten Studie zeigte sich der Hunt-Lawrence-Rodino-Pouch nach Gastrektomie wegen Magenkarzinom gegenüber einer einfachen Ösophagojejunostomie im Sinne einer Schloffer-Operation überlegen. Diese Ergebnisse werden nach wie vor kritisch gesehen, denn der Vorteil eines Jejunum-Pouches wird gegenüber den anderen Verfahren bezweifelt [16, 24, 25]. Demgegenüber gibt es aber durchaus exakte, wenn auch nicht randomisierte Studienergebnisse, die einen Vorteil der Ersatzmagenbildung bei Patienten nach Gastrektomie aufzeigen [22]. Studien mit langen Nachuntersuchungszeiten, um einen sinnvollen Vergleich zwischen Patienten mit und ohne Pouchbildung zu vergleichen, liegen nicht vor, da die Prognose des Magenkarzinoms nach wie vor schlecht ist.

Mit Hilfe des Pouches kann, so zeigt es die klinische Erfahrung, ein ausreichendes Rersorvoir geschaffen werden, um die Frequenz der Speiseeinnahmen – ohne Pouch 6–8 Mahlzeiten pro Tag – auf ein erträgliches Maß von 4–5 Mahlzeiten reduziert werden. Das Reservoir dient darüber hinaus der Vorbereitung der Verdauung, der Zerkleinerung der Speisen und der Durchmischung des Speisebreies. Die Applikation von verdauungsunterstützenden Fermenten kann bereits im Pouch die physiologische Zersetzung der Speisen antreiben. Eigene Nachuntersuchungen zeigen, daß das Appetitgefühl bei Anwesenheit eines Ersatzmagens den Spaß am Essen fördert und so dem Patienten eine annähernd normale Speiseaufnahme über Jahre sichern kann.

Auch die Erhaltung der Duodenalpassage wird nach wie vor kontrovers diskutiert ([23] s. auch Beitrag Schumpelick u. Faß, S. 90). Einige prospektiv gut dokumentierte Studien zeigen einen gewissen Vorteil bei der Erhaltung der Duodenalpassage. Durch die Interposition eines Jejunumsegmentes zwischen Ösophagusstumpf und Duodenum können bei diesen Patienten die wesentlichen Aufgaben des Duodenums in physiologischer Weise wahrgenommen werden. Diese sind einmal die Regulierung der Isotonizität, eine beginnende Verdauung und beginnende Resorption. Die Neutralisierung des sauren Mageninhaltes fällt selbstverständlich weg. Eine Störung des Kohlenhydratmetabolismus bei Ausschaltung der Duodenalpassage wurde beschrieben [1]. Andere experimentelle und klinische Studien weisen jedoch darauf hin, daß diese Störung nach Ablauf von 6–12 Monaten auch bei der Roux-Y-Rekonstruktion kompensiert wird [23, 27]. Offenbar gelingt es also den Verdauungssystemen erst nach mehreren Monaten, sich auf einen Wegfall der Duodenalpassage optimal einzustellen. Während einige prospektive Studien Vorteile in der Erhaltung der Duodenalpassage aufweisen, konnte in der kürzlich fertiggestellten eigenen randomisierten Studie kein Vorteil der Duodenalpassage gegenüber einer Roux-Y-Rekonstruktion festgestellt werden ([23], s. auch Beitrag Schumpelick u. Faß, S. 90).

Aus onkologischen und operationstechnischen Gesichtspunkten ist es nach wie vor fraglich, ob der möglicherweise geringe physiologische Vorteil der Duodenalpassage nicht durch Nachteile überdeckt wird. So besteht bei Anastomosierung eines Jejunuminterponates am Duodenalstumpf die Gefahr, daß bei zunehmender Lymphknotenmetastasierung oder einem lokoregionalen Rezidiv der interponierte abführende Jejunumschenkel subhepatisch durch das Tumorrezidiv oder die Lymphknoten obstruiert wird. Außerdem muß davon ausgegangen werden, daß auch unter systematischer Verwendung von Klammernahtinstrumenten die Jejunuminterposition das etwas aufwendigere Verfahren darstellt.

Als Resümee müssen also bei der Auswahl des optimalen Verfahrens zur Rekonstruktion nach Gastrektomie zunächst der Allgemeinzustand des Patienten und die potentiellen Risikofaktoren beachtet werden. Liegen solche Risikofaktoren vor, die zur großen Eile zwingen, so wird das heutige Standardverfahren, die einfache Ösophagojejunostomie mit Roux-Y-Rekonstruktion herangezogen werden. Liegen solche Risikofaktoren nicht vor, so kann auch ein Pouch oder Ersatzmagen angefertigt werden, zumal unter Verwendung von Klammernahtinstrumenten dieser Vorgang nicht länger als 15 min dauert [20]. In besonderen Fällen, speziell bei der totalen Gastrektomie bei Magenfunktionsstörung oder bei besonders günstigen Tumorstadien beim Frühkarzinom, ist es bei Patienten mit gutem Allgemeinzustand gerechtfertigt, eine Duodenalpassageerhaltung durch Interposition eines Jejunumpouches und Jejunumsegmentes durchzuführen [21].

Lebensqualität nach Gastrektomie

Leider wird das funktionelle Ergebnis und insbesondere die Lebensqualität der Patienten nach vollständiger Magenentfernung häufig durch die onkologische Situation bestimmt. Da der Anteil der Magenfrühkarzinome in Europa bei der Diagnosestellung nach wie vor weit unter dem Anteil der in Japan erarbeiteten Daten liegt, werden in unserem Land meistens nur Patienten mit fortgeschrittenem Magenkarzinom gastrektomiert. Dies hat einen nachhaltigen Einfluß auf das funktionelle Ergebnis und die Lebensqualität der Gesamtgruppe dieser Patienten. Dies bedeutet jedoch, daß es sehr schwierig ist, die Einschränkungen der postoperativen Lebensqualität, bedingt durch ein Rezidiv, von den wirklichen funktionellen Störungen, die durch das Operationsverfahren und die Operationstechnik entstanden ist, sauber zu trennen. Es kommt hinzu, daß perioperative Komplikationen und Probleme ebenfalls auf das postoperative Ergebnis einen nachhaltigen Einfluß nehmen können. So ist es nicht verwunderlich, daß exakte Angaben über den Verlauf der Lebensqualität eines Patienten in den Jahren nach einer totalen Gastrektomie eher selten erarbeitet werden können [6-8].

Aufgrund dieser Tatsache lassen sich häufig nur die Folgeerkrankungen nach Gastrektomie bezogen auf das Patientengut einer Klinik zusammenstellen und analysieren. Hierbei spielt die Ernährung bzw. die postoperative Malnutrition durch mangelnde Speiseaufnahme und Malabsorption eine wesentliche Rolle [15]. Häufig verlieren Patienten nach der Gastrektomie etwa 10-20% ihres Gewichtes. Nur bei entsprechender Betreuung durch die Familie, durch den Hausarzt oder spezielle Einrichtungen, z. B. Beratungsstellen, Diätassistentinnen, lassen sich Patienten so optimal führen, daß das Ausgangsgewicht wieder erreicht wird. Am häufigsten wird Appetitmangel oder Angst vor der Speiseaufnahme durch danach folgende Beschwerden als Ursache für die unzureichende Kalorienaufnahme angegeben. Nicht selten kam es in der Vergangenheit zu speziellen Problemen, wie Dumpingsyndrom, alkalische Refluxösophagitis und einer Anämie nach Gastrektomie. Mit Dumpingproblemen muß nach einer totalen Magenentfernung in zwischen 10 und 30% der Fälle gerechnet werden [1]. Diese Inzidenz hängt jedoch vom gewählten Rekonstruktionsverfahren ab und scheint am höchsten bei einfacher Ösophagojejunostomie, am niedrigsten nach Roux-Y-Rekonstruktion zu sein [1]. Das Problem der alkalischen Refluxösophagitis und der damit verbundenen, z. T. schwersten Symptome wurde bereits früher angesprochen. Auch hierfür gibt es genug Hinweise, daß bestimmte Rekonstruktionsverfahren dieses spezielle Problem weniger fördern, so daß bei der Auswahl des Operationsverfahrens darauf geachtet werden kann.

Die exakte quantitative Erfassung der postoperativen Lebensqualität stellt ein komplexes eigenständiges Problem dar [6]. In der klinischen Forschung unter Chirurgen hat sich am weitesten der Visick-Index und der Spitzer-Index verbreitet [28, 29]. Auch wenn diese beiden Indizes keine optimale Erfassung der Lebensqualität speziell nach großen Resektionsverfahren, wie der Gastrektomie, in der onkologischen Chirurgie darstellen, so können wir doch ein grobes Bild über die postoperative Lebensqualität erfassen. Ein speziell für die chirurgische Gastroenterologie und auch die onkologische Chirurgie zugeschnittener Index ist der neuentwickelte Lebensqualitätsindex nach Troidl und Eypasch [30]. Dieser Index wird es wohl in Zukunft erlauben, bei systematischer Anwendung eine sehr differenzierte Betrachtung der postoperativen Lebensqualität zuzulassen.

Die Abb. 2 demonstriert eine Übersicht über die Lebensqualität 2 Jahre nach Gastrektomie bei rezidivfreien Patienten. Dies stellt natürlich eine besonders günstige Konstellation dar, da es sich hier um ein hoch selektiertes Patientengut handelt, das in eine prospektive Studie aufgenommen wurde und somit R0/R1 resektabel war. Zum Zeitpunkt der Nachuntersuchung gab es keinen Hinweis auf ein Rezidiv. Diese Ergebnisse zeigen deutlich, daß mit

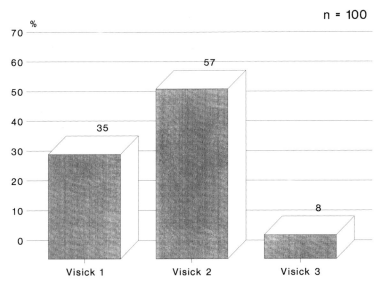

Abb. 2. Lebensqualitätsindex nach Visick bei rezidivfreien Patienten nach Gastrektomie 1–2 Jahre nach der Operation

Hilfe eines differenzierten Rekonstruktionsverfahrens, d. h. sowohl Erhaltung der Duodenalpassage als auch Anfertigung eines Dünndarmbeutels, eine äußerst zufriedenstellende Lebensqualität zu erreichen ist. Es muß deutlich gemacht werden, daß diese Ergebnisse keineswegs charakteristisch sind für alle Patienten nach totaler Gastrektomie. Die hier untersuchten 100 Patienten nach totaler Gastrektomie wegen Magenkarzinom hatten ein durchschnittliches Alter von 58 Jahren (17–80 Jahre). Der durchschnittliche Gewichtsverlust vor der Operation lag bei 3,5 kg (0–25 kg). Die Überlebenskurven dieser Patienten entsprechen den in der Literatur angegebenen. Erwartungsgemäß und übereinstimmend mit der Literatur erreichen Patienten im Stadium 1 nach UICC eine Dreijahresüberlebensrate über 80%, während fast alle Patienten im Stadium 4 nach 2 Jahren verstorben sind.

Prognosen

Insgesamt bleibt die Prognose für Patienten mit Magenkarzinom schlecht. Die Fünfjahresüberlebensrate im Stadium 1 und 2 liegt bei ca. 60–70%. Während im Stadium 3 immerhin noch ca. 20% der Patienten Fünfjahresüberlebensraten aufweisen, erreicht praktisch keiner der Patienten im Stadium 4 diese Grenze [1]. Die Faktoren, die die Prognose dieser Patienten beeinflussen, sind das Stadium des Primärtumors, das Ausmaß der Lymphknotenmetastasierung, das eventuelle Vorhandensein von Fernmetastasen sowie das Vorhandensein anderer Komponenten, wie die Tumorlokalisation und die Tumorgröße, welche vermutlich nur einen indirekten Einfluß auf die Prognose des Patienten haben. Während Tumorstadium und alle damit verbundenen Kriterien letztlich auf dem Entdeckungszeitpunkt der Erkrankung, der Diagnosestellung und dem Therapiezeitpunkt basieren, kann der Chirurg nur die sog. R-Situation, d. h. das Vorhandensein oder Nichtvorhandensein eines Residualtumors, durch seine Operation beeinflussen. Die Prognose von R-0-resezierten Patienten, d. h. nach kompletter Tumorentfernung, ist signifikant günstiger als bei Resektionen, bei denen ein histologischer oder gar makroskopischer Tumorrest bleibt.

Zusammenfassend geht der gegenwärtige Trend in der Magenkarzinomchirurgie zu einer chirurgisch aggressiven Haltung bezüglich der Resektionsquote. Eine verbesserte Intensivmedizin und eine verbesserte Operationstechnik lassen eine Ausdehnung der Operationsindikation bis ins hohe Alter zu. Dies und möglicherweise in Zukunft auch eine adjuvante Chemotherapie können die Prognose des Magenkarzinoms insgesamt verbessern. Differenziertere Rekonstruktionsverfahren, die durch die Verbesserung der Operationsstrategien für alle Patienten ermöglicht werden können, führen zu einem besseren postoperativen funktionellen Ergebnis. Während die postoperative Lebensqualität der Patienten mit hohen Tumorstadien trotz extensiver Resektion durch die onkologischen Faktoren limitiert ist, sind die massiven funktionellen Probleme und damit der echte Magenkrüppel – nur durch das Rekonstruktionsverfahren bedingt – bei rezidivfreien Patienten selten geworden.

Literatur

1. Siewert JR (1990) Magencarcinom. In: Siewert JR, Harder F, Allgöwer M, Blum AL, Creutzfeld W, Hollender LF, Peiper H-J (Hrsg) Chirurgische Gastroenterologie. Springer, Berlin Heidelberg New York Tokyo, S 675–748
2. Peiper HJ, Siewert R (1978) Magenersatz. Chirurg 49:81–88
3. Thiede A, Schröder D, Fuchs KH, Hamelmann H (1985) Fehler und Gefahren bei Klammernähten. In: Kremer K (Hrsg) Intra- und postoperative Zwischenfälle, Bd II: Abdomen. Thieme, Stuttgart, S 381–393
4. Thiede A, Fuchs KH, Haschke N, Hamelmann H (1989) Zum Einsatz von Staplergeräten in der gastrointestinalen Chirurgie. In: Bünte H, Junginger Th (Hrsg) Jahrbuch der Chirurgie. Berimann, Münster, S 195–212
5. Siewert JR (1991) Lymphadenektomie beim Magencarcinom? Anmerkungen zu vorstehenden Veröffentlichungen von H. D. Becker. Chirurg 62:881–884
6. Troidl H, Menge KH, Lorenz W, Vestweber KH, Barth H, Hamelmann H (1979) Quality of life and stomach replacement. In: Herfarth C, Schlag P (eds) Gastric cancer. Springer, Berlin Heidelberg New York, S 312
7. Troidl H, Kusche J, Vestweber JH, Eypasch E, Maul U (1987) Pouch versus oesophagojejunostomy after total gastrectomy: A randomized clinical trial. World J Surg 11:699–712
8. Vestweber KH, Köhler L, Eypasch E, Troidl H (1990) Lebensqualität als Rechtfertigung für risikoreiche Therapiekonzepte – Pouch oder einfache Rekonstruktion? Langenbecks Arch Chir Suppl II (Kongreßbericht 1990):123–128
9. Hamelmann H, Thiede A, Fuchs KH (1985) Stadiengerechte Magenresektion und Relation zur Lokalisation, dem Tumortyp und der Ausdehnung. In: Bünte H, Langhans P, Meyer HJ, Pichlmayr R (Hrsg) Aktuelle Therapie des Magenkarzinoms. Springer, Berlin Heidelberg New York, S 47–59

10. Siewert JR, Hölscher AH, Becker K, Gössner W (1987) Kardiakarzinom: Versuch einer therapeutisch relevanten Klassifikation. Chirurg 58:25–32
11. Becker HD (1991) Radikalitätsprinzipien beim Magencarcinom – eine kritische Betrachtung. Chirurg 62:878–880
12. UICC (1989) TNM-Atlas, 3. Aufl. Springer, Berlin Heidelberg New York
13. Lange J, Siewert JR (1987) Lymphadenektomie: Indikation – Technik – Ausdehnung – Dokumentation. Langenbecks Arch Chir (Kongreßbericht) 372:587
14. Meyer HJ, Jähne J, Wilke H, Pichlmayr R (1990) Operative Behandlung des Magenkarzinoms. Langenbecks Arch Chir Suppl II (Kongreßbericht 1990):117–124
15. Goebell H (1978) Magenersatz, Funktionsausfälle und erforderliche Substitutionstherapie. Chirurg 49:89–94
16. Herfarth Ch, Schlag P, Buhl K (1987) Surgical procedures for gastric substitution. World J Surg 11:689–698
17. Thiede A, Fuchs KH, Hamelmann H (1988) Esophagojejunostomy – New stapling techniques. Nutrition 4/2:171–173
18. Heimbucher J, Freys SM, Fuchs KH (1991) Motilitätsmessungen im Ersatzmagen und abführendem Jejunum nach Gastrektomie. In: Fuchs KH, Hamelmann H (Hrsg) Gastrointestinale Funktionsdiagnostik in der Chirurgie. Blackwell, Berlin
19. Hassler H, Bochud R, Nöthiger F, Stafford A (1986) Total gastrectomy: is the early postoperative morbidity and mortality influenced by the choice of surgical procedure? World J Surg 10:128–136
20. Thiede A, Fuchs KH, Hamelmann H (1987) Pouch and Roux-Y-reconstruction after gastrectomy: Systematic use of staplers in stomach replacement. Arch Surg 122:837–842
21. Thiede A, Fuchs KH, Stremme O, Hamelmann H (1991) Total gastrectomy and esophago-duodenal jejunal pouch interposition. In: Ravitch MM, Steichen FM, Welter R (eds) Current practice of surgical stapling. Lea & Febiger, Philadelphia London, pp 241–247
22. Roder JD, Heschbach P, Henrich G, Nagel M, Böttcher K, Siewert JR (1992) Lebensqualität nach totaler Gastrektomie wegen Magenkarzinoms. Dtsch Med Wochenschr 117:241–247
23. Fuchs KH, Thiede A, Engemann R, Deltz E, Stremme O (to be published) Reconstruction with or without duodenal passage after total gastrectomy, a randomized trial. (In preparation)
24. Herfarth Ch, Stern J, Buhl K (1988) Der Dünndarmbeutel als therapeutisches Prinzip zum Magen- und Mastdarmersatz. Z Gastroenterol 26:397–403
25. Miholic J, Meyer HJ, Balks J, Kotzerke J (1991) Einfluß der Rekonstruktionsmethode auf den Ernährungszustand nach Gastrektomie. Chirurg 62:300–305
26. gestrichen
27. Beese G, Fuchs KH, Thiede A (1992) Wert der Ersatzmagenbildung bei der Rekonstruktion nach Gastrektomie – eine experimentelle Studie. In: Gall FP, Berger HG, Ungeheuer E (Hrsg) Chirurgisches Forum. Springer, Berlin Heidelberg New York Tokyo, S 94–98
28. Visick AH (1948) Measured radical gastrectomy. Lancet 505–555
29. Spitzer WO, Dobson AH, Hall J et al. (1981) Measuring the quality of life of cancer patients. A concise QL-Index for use by physicains. J Chron Dis 34:585–597
30. Eypasch E, Spangenberger W, Williams JI, Ure B, Neugebauer E, Wood-Dauphinee S, Troidl H (1992) Früher postoperative Verbesserung der Lebensqualität nach laparoskopischer Cholecystektomie. In: Häring R (Hrsg) Diagnostik und Therapie des Gallensteinleidens. Blackwell, Berlin, S 481–496

Rekonstruktion nach Gastrektomie – Interpositionspouch und Roux-Y-Pouch

R. Engemann, K.-H. Fuchs und A. Thiede

Einleitung

Bei der Rekonstruktion nach Gastrektomie können moderne Stapler und Kompressionsanastomosen effektiv eingesetzt werden. Eine zusätzliche Ersatzmagenbildung durch einen Dünndarmpouch ist bei Anwendung von Staplern sicher und im Vergleich zu Handnahttechniken zeitsparend durchführbar. Durch das standardisierte Vorgehen werden die Voraussetzungen geschaffen, die im Tierexperiment sich abzeichnenden Vorteile der Rekonstruktionsverfahren mit Pouchbildung auch im klinischen Einsatz zu überprüfen. Im folgenden sollen die 2 Rekonstruktionsprinzipien Roux-Y-Pouch (Abb. 1) und Dünndarminterpositionspouch (Abb. 2) dargestellt werden.

Gastrektomie

Die Gastrektomie strebt die R-0-Resektion an unter Mitnahme des großen Netzes sowie der Lymphknotenkompartimente 1 und 2. Das große Netz wird mit dem Elektrokauter vom Colon transversum abgesetzt und die Bursa omentalis eröffnet. Anschließend wird das Duodenum freigelegt.

Duodenalstumpf

Der Duodenalstumpf wird in einer Roux-Y-Pouchrekonstruktion mit dem TA 55 abgesetzt. Dabei ist darauf zu achten, daß die Verschlußreihe ca. 1 cm hinter dem Pylorus liegt, um auf jeden Fall genügend Sicherheitsabstand zur Papille zu haben. Eine routinemäßige Übernähung ist nicht notwendig. Es ergibt sich jedoch gelegentlich die Notwendigkeit zu übernähen, wenn mit ausgesprochener Hämodilution gearbeitet wird, so daß zum Ende der Operation eine geringfügige Sickerblutung aus der Duodenalschleimhaut auftritt. Es wird dann distal der Klammernaht mit einem 4-0 oder 5-0 monofilen resorbierbaren Faden eine überwendliche Nahtreihe gelegt, um eine Nachblutung aus diesem Bereich zu vermeiden. Die Naht sollte, wenn sie aus blutstillenden Gründen gelegt wird, nicht die Klammern miterfassen, um eine Durchblutungsstörung auf jeden Fall zu vermeiden.

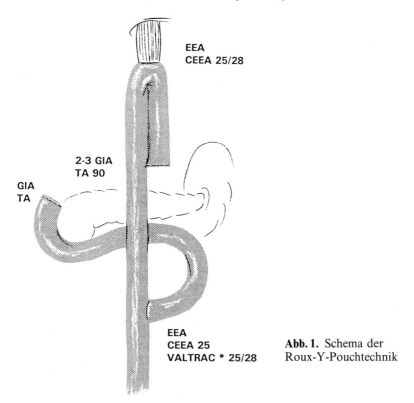

Abb. 1. Schema der Roux-Y-Pouchtechnik

In jüngster Zeit kann auch von dem Einsatz des TA-Polysorb (Klammergröße 0,170) Gebrauch gemacht werden. Der Vorteil besteht darin, daß wegen der fehlenden elektrischen Leitfähigkeit der resorbierbaren Klammern eine evtl. notwendige Blutstillung mit der Hochfrequenz-(HF-)Koagulation erfolgen kann. Überstehende Klammern werden abgebrochen. Nachteil des Gerätes bei diesem Einsatz ist, daß ein Einstülpen der Klammernahtreihe sich wegen der Rigidität der fest miteinander verbundenen resorbierbaren Klammern schwierig gestaltet. Wenn aus individuellen Gründen routinemäßig eine fortlaufende einstülpende Naht der Klammernahtreihe erfolgen soll, ist das Stahlklammergerät zu bevorzugen.

Bei Anwendung des Interpositionsverfahrens wird das Duodenum mit einer Tabaksbeutelnahtklemme abgesetzt und die Tabaksbeutelnaht vorübergehend mit einem Tourniquet verschlossen, wenn die Anastomose später als Kompressionsanastomose erstellt werden soll.

Ösophagojejunostomie

Nach Entfernen des gesamten Magens einschließlich der systematischen Lymphadenektomie des Kompartimentes 2 en bloc wird der Ösophagus

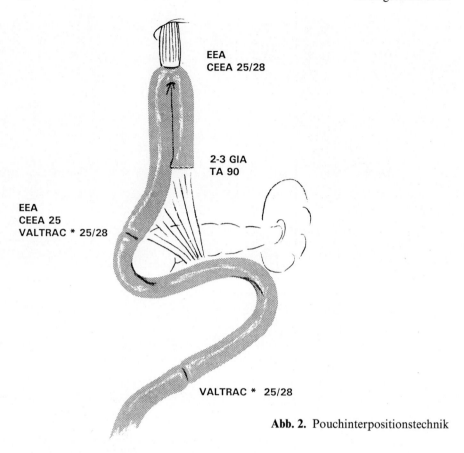

Abb. 2. Pouchinterpositionstechnik

proximal der Kardia abgesetzt. Der Schnittrand wird zur Schnellschnittuntersuchung eingeschickt. Es erfolgt nunmehr das Vorlegen einer überwendlich gestochenen Tabaksbeutelnaht von Hand mit einem monofilen Faden der Stärke 0 (Abb. 3). Der erste Stich wird von außen nach innen auf der dem Operateur zugewandten Seite gesetzt, anschließend folgen die weiteren Stiche von innen nach außen, um die Mukosa und Muskularis optimal zu erfassen. Bei diesem Vorgehen ist darauf zu achten, daß im Durchschnitt 9–10 Stiche insgesamt gesetzt werden. Dieses gewährleistet, daß sich die Tabaksbeutelnaht später noch ausreichend leicht anziehen läßt, was um so schwieriger ist, je mehr Stiche gemacht werden; bei weniger Stichen besteht die Gefahr, daß eine Ösophaguslefze außerhalb der Tabaksbeutelnaht zu liegen kommt. Der letzte Stich wird über den Einstich hinaus gestochen, so daß beim Anziehen die Fäden sich automatisch überkreuzen. Danach werden 6 Haltenähte im Abstand von 120° so gestochen, daß 2 Paare an der Vorderwand zu liegen kommen, ein Paar an der Hinterwand. Der Sinn der zweifach gestochenen Naht besteht darin, daß der Zug auf 2 Fäden verteilt wird und daß diese sich leichter entfernen lassen, als wenn ein Faden 2mal gestochen wird. Nunmehr

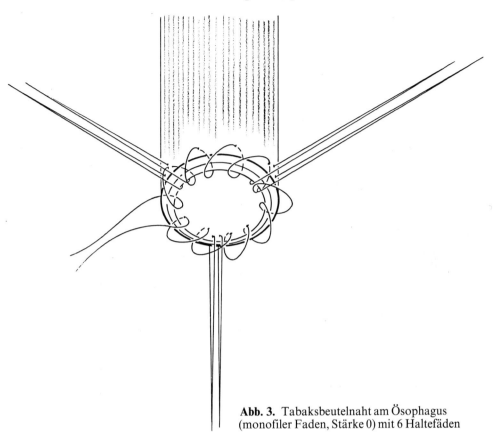

Abb. 3. Tabaksbeutelnaht am Ösophagus (monofiler Faden, Stärke 0) mit 6 Haltefäden

wird der abnehmbare Kopf des CEEA eingeführt. Das Einführen des blauen Magazins (28 mm) ist in fast allen Fällen möglich. Dazu wird zunächst der Ösophagus vorsichtig mit der Meßzange (Abb. 4) aufgedehnt. Wenn der erste Balken auf der Meßzange erreicht wird, läßt sich immer das blaue Magazin einführen. Das Einführen der Druckplatte kann durch Auftragen von sterilen Gleitmitteln (Instillagel) erleichtert werden. Beim Knüpfen der Tabaksbeutelnaht, die nach Entfernen der Haltefäden erfolgt, ist darauf zu achten, daß die Tabaksbeutelnaht in die dafür vorgesehene Vertiefung des Zentraldorns geknotet wird. Danach schlüpft der Ösophagus mit dem Zentraldorn ins Mediastinum zurück, und die Spitze wird vorübergehend mit einem kleinen Bauchtuch abgedeckt, um Verletzungen der Milz zu vermeiden.

Präparieren der Jejunalschlinge

Unter Gegenlichtkontrolle (ein Satellit wird so eingestellt, daß das Licht vom Kopfende des Patienten her auf das hochgehaltene Mesenterium fallen kann)

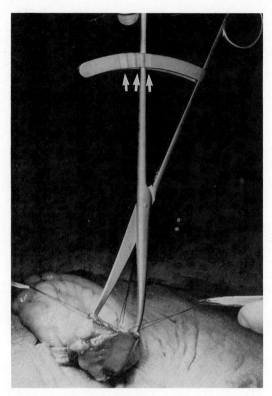

Abb. 4. Dehn-Meß-Zange mit Skalierung (*Pfeile*). Die jeweiligen Balken auf der Skala entsprechen den Durchmessern 25, 28, 31, 34 mm

wird eine geeignete Dünndarmschlinge im Bereich der ersten 50 cm nach dem Treitz-Band ausgesucht. Dabei ist darauf zu achten, daß die Blutversorgung für den Pouch nicht gestört wird. Es wird im Abstand von ca. 1 cm Dünndarm freipräpariert und eine Tabaksbeutelnahtklemme angesetzt. Nach Einführen eines monofilen absorbierbaren Fadens der Stärke 2-0 wird die Dünndarmschlinge durchtrennt und die Tabaksbeutelnaht am zuführenden Ende mit einem Tourniquet vorübergehend verschlossen. Die so vorbereitete Dünndarmschlinge kann später als Roux-Y-End-zu-Seit-Anastomose entweder mit einem bioabsorbierbaren Ring erstellt werden (Abb. 5) oder mit einem zirkulären Stapler, der vom Pouchende her eingeführt wird.

Falls die Roux-Y-Anastomose als funktionelle End-zu-Seit-Anastomose in Staplertechnik hergestellt werden soll, erfolgt das Durchtrennen des Jejunums entweder mit dem GIA 50 oder mit dem TA 55.

Wenn eine Handnaht geplant ist, kann das Jejunum offen durchtrennt und vorübergehend mit einer weichen Darmklemme verschlossen werden.

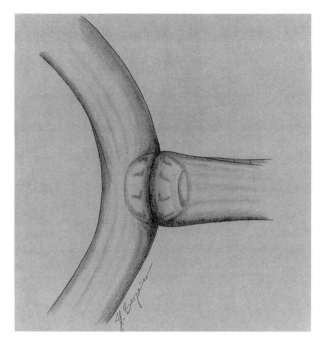

Abb. 5. Valtrac-Ring in End-zu-Seit-Anastomose

Pouchbildung

Die ausgeschaltete Y-Schlinge wird so gelegt, daß die in leicht angezogenem Zustand parallel liegenden Schenkel (Abb. 6) eine Länge von ca. 10 cm haben. Bei dieser Pouchlänge ergibt sich später ein Volumen des Pouches von ca. 150–200 ml Inhalt. Nachdem ein zusätzliches Loch in Höhe des Pouchendes in die Dünndarmschlinge gemacht wird, wird unter Zuhilfenahme einer Haltenaht das GIA 90 oder Multifire 80 von distal her eingeführt. Mit 2–3 Schlägen ist der Pouch gebildet. Es ist absolut notwendig, die invertierte Nahtreihe auf Bluttrockenheit zu kontrollieren. Ein Ausstülpen des Pouches läßt sich leichter bewerkstelligen, wenn das GIA-Gerät von distal her eingeführt wird, da dann der Pouch leicht ausgestülpt werden kann. Es ist wichtig, daß vor Abfeuern des GIA die beiden Dünndarmschlingen absolut antimesenterial liegen, was durch Ausspreizen des Mesenteriums durch die Hand des Assistenten gewährleistet ist (Abb. 7).

Die proximale Öffnung an der Spitze des Pouches wird mit einer fortlaufenden Tabaksbeutelnaht mit einem 2-0 monofilen Faden versehen.

Ein alternatives Verfahren ist es, das GIA nach Vorlegen einer Tabaksbeutelnaht mit einer Tabaksbeutelnahtklemme von der Spitze des Pouches her einzuführen. Auch bei diesem Verfahren ist darauf zu achten, daß die invertierten Nähte nicht nachbluten. Falls eine Nachblutung auftritt, sollte

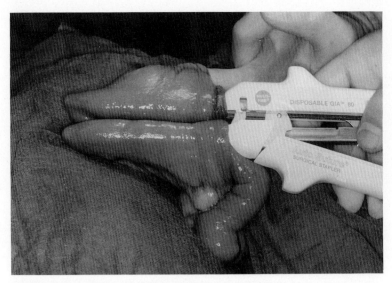

Abb. 6. Pouchbildung mit GIA-90 bzw. Multifire 80

nicht von der HF-Koagulation Gebrauch gemacht werden, um ein Weiterleiten des Stromes durch die Klammern und eine möglicherweise später auftretende Nekrose zu verhindern. Kleine Nachblutungen müssen mit 4-0- oder 5-0- Fäden umstochen werden.

Ösophaguspouchanastomose

Der Pouch wird retrokolisch hochgezogen, die distale Öffnung mit 2 Ellis-Klemmen aufgehalten, das CEEA-Gerät eingeführt und die proximale Tabaksbeutelnaht um den Stumpf geknotet (Abb. 8). Überschüssiges Gewebe wird mit einer kleinen Schere entfernt. Danach wird der Zentraldorn der Gegendruckplatte aus dem Ösophagus mit dem CEEA-Gerät eingerastet und die Anastomose hergestellt. Beim Andrehen des CEEA-Gerätes ist zu kontrollieren, daß der Pouch selbst ausreichende Länge hat und die Anastomose spannungsfrei ist. Wenn es sich zeigen sollte, daß Spannung auf der Anastomose liegt, muß vor Abfeuern des Gerätes durch weitere Präparation am Pouch und durch Durchtrennen des Retroperitoneums unterhalb der Mesenterialwurzel ausreichende Länge geschaffen werden. Gelegentlich hilft es auch, dem normalerweise leicht überstreckten Patienten in eine normale Rückenlage zu bringen. Nach Fertigstellung der Anastomose müssen die beiden ausgestanzten Ringe auf Vollständigkeit überprüft werden. Sie müssen einen kompletten Schleimhaut- und Muskularisring enthalten. Der proximale Ösophagusring wird zur zusätzlichen histologischen Untersuchung eingeschickt. Die fertige Anastomose wird auf Bluttrockenheit kontrolliert, indem ein Stieltupfer in die

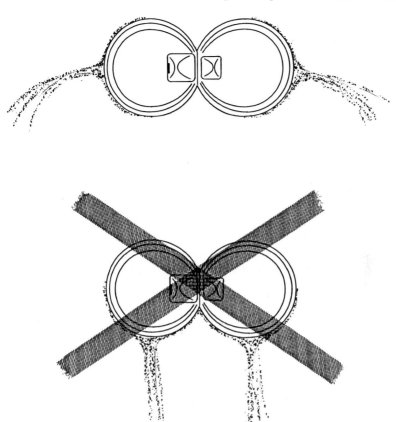

Abb. 7. Antimesenterialer Ansatz des GIA-Gerätes bei der Pouchbildung, **a** korrekte Lage der Branchen, **b** falsche Lage der Branchen

Anastomose eingelegt wird. Abschließend wird der Pouch provisorisch mit einer weichen Darmklemme verschlossen und über die wieder vorgeschobene Magensonde der Pouch vorsichtig mit Methylenblau aufgefüllt. Eine sich jetzt primär zeigende Insuffizienz muß auf jeden Fall mit Einzelknopfnähten versorgt werden. Auch empfiehlt es sich, falls die Ringe an einer Stelle nicht komplett sind oder der Faden durchtrennt ist, an der entsprechenden Anastomosenstelle zusätzlich Einzelknopfnähte anzubringen. Der Verschluß des Pouches erfolgt durch einen TA 55 so, daß eine geringfügige Einengung auf ca. 2/3 des Dünndarmdurchmessers erfolgt. Dieser sog. Pseudopylorus führt zu einer verzögerten Pouchentleerung und damit zu einer besseren Resorption der im Pouch befindlichen Nahrung, wie röntgenologisch-kinetische Studien zeigen.

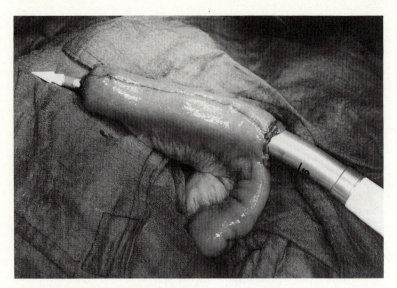

Abb. 8. Pouch, mit CEEA eingeführt

Roux-Y-End-zu-Seit-Anastomose

Kompressionsanastomose

Ungefähr 30 cm unterhalb des Pouchendes wird die antimesenteriale Seite des Dünndarmes mit einer Tabaksbeutelnahtklemme gefaßt und nach Vorlegen der Tabaksbeutelnaht ein Kompressionsring eingeführt. Eine geeignete, immer passende Größe ist der 25/1,5-Ring (Abb. 5). Anschließend wird der 2. Kopf in die bereits bei der Durchtrennung der Dünndarmschlingen angelegte Tabaksbeutelnaht eingeführt, diese geknüpft und die End-zu-Seit-Anastomose durch Zusammendrücken der beiden Pilzköpfe hergestellt.

Stapleranastomose

Wenn die Roux-Y-End-zu-Seit-Anastomose mit dem zirkulären Stapler erfolgt, muß vor Hochziehen des Pouches retrokolisch der Stapler nach distal eingeführt und an der entsprechenden vormarkierten Stelle der Zentraldorn ausgeleitet werden. Er wird dann mit der Druckplatte konnektiert, die in die Tabaksbeutelnaht, die bei der Durchtrennung der Dünndarmschlingen bereits vorgelegt wurde, eingeführt wurde. Es gelten hier die gleichen Kontrollmaßnahmen wie bei der Herstellung der Ösophagojejunostomie.

Wenn von der End-zu-Seit-Anastomose mit geraden Staplern Gebrauch gemacht werden soll, wird diese Anastomose als Seit-zu-Seit-Aanastomose mit dem GIA 55 hergestellt. Die invertierende Nahtreihe muß auf Bluttrockenheit kontrolliert werden. Der Verschluß erfolgt mit dem TA 55.

Handnaht

Die Handnahttechnik erfolgt in klassischer Weise entweder als fortlaufende End-zu-Seit-Anastomose mit einem monofilen Faden der Stärke 4-0 oder in Einzelknopfnahttechnik.

Pouchinterposition

Bei der Pouchinterposition ist von diesem Vorgehen wie folgt abzuweichen: Die Auswahl der auszuschaltenden Düdarmschlinge muß so erfolgen, daß auf jeden Fall eine kräftige Gefäßversorgung für das ausgeschaltete Dünndarmsegment vorhanden ist. Die Vereinigung der Dünndarmenden nach Ausschaltung der Jejunumschlinge kann in folgenden Techniken erfolgen: End-zu-End als Handnaht entweder fortlaufend oder in Einzelknopfnahttechnik mit z. B. 4-0 monofilem resorbierbarem Faden, oder als End-zu-End-Kompressionsanastomose. Die Technik entspricht der Roux-Y-End-zu-Seit-Anastomose (s. o.) oder der Interpositionspouchduodenostomie (s. u.). Eine dritte Möglichkeit ist die funktionelle End-zu-End-Anastomose mit geraden Staplern.

Als letzter Schritt bei der Interpositionspouchtechnik erfolgt die Jejunoduodenostomie. Sie kann als Handnahttechnik in Einzelknopfnahttechnik durchgeführt werden.

Bei der Verwendung einer Kompressionsanastomose wird zunächst mit der Tabaksbeutelnahtklemme eine Tabaksbeutelnaht mit einem resorbierbaren monofilen Faden der Stärke 2-0 am distalen Ende des interponierten Jejunums vorgelegt und der Kompressionsring eingeführt und geknotet. Danach wird der 2. Kopf in das Duodenum eingeführt, nachdem das dort liegende Tourniquet, welches zu Anfang der Gastrektomie vorgelegt wurde, entfernt wurde. Nach Kontrolle des optimalen Sitzes auch der 2. Tabaksbeutelnaht erfolgt die Herstellung der Anastomose durch Einrasten der beiden Pilzköpfe.

Durch die beschriebene Technik, v. a. der Kombination Stapler und Kompressionsanastomose, lassen sich Pouchrekonstruktionen nach Gastrektomie mit standardisierten Anastomosengrößen durchführen. Dies ist die Voraussetzung zur Messung der funktionellen Parameter zur Beurteilung der verschiedenen Ersatzmagenbildungen (s. Beitrag Fuchs et al. S. 68).

Vergleich von Roux-Y-Rekonstruktion und jejunaler Interposition nach Gastrektomie

V. Schumpelick, J. Faß und R. Bares

Durch die Entwicklungsgeschichte der totalen Gastrektomie zieht sich wie ein roter Faden die Frage nach den funktionellen Ergebnissen der Ersatzmagenbildung und den Folgen für die Resorption und Assimilation der Nahrungsbestandteile. Obwohl die technischen Voraussetzungen für die Totalentfernung des Magens im Tierversuch längst erarbeitet waren (Kaiser 1878, zit. nach [29]), scheuten sich die Chirurgen im letzten Viertel des vergangenen Jahrhunderts aus Angst vor Ernährungsstörungen, den Eingriff auch beim Menschen durchzuführen. Schlatter, der dann 1897 schließlich die Operation wagte, wählte als Thema für die erste Publikation daher konsequenterweise nicht die Frage der Operationstechnik, sondern die Folgen für die Ernährung und Verdauung [40]. Die folgenden, fast 100 Jahre waren durch die Entwicklung von nahezu 60 verschiedenen Ersatzmagenformen nach Gastrektomie charakterisiert. Dabei stand neben den Problemen der Reservoirbildung und Verhinderung der Nahtinsuffizienz an der Ösophagojejunostomie die Frage nach der Erhaltung der Duodenalpassage im Mittelpunkt des Interesses. Schon früh konnten klinische Studien und Resorptionsanalysen an Patienten und im Tierversuch einen Vorteil für die Erhaltung der Duodenalpassage vermuten lassen [4, 24, 31]. Andere klinische Beobachtungen konnten diesen Vorteil der Jejunuminterposition nicht bestätigen [28, 49]. Im Laufe der Zeit setzte sich das technisch einfachere und schneller durchzuführende Verfahren der Roux-Y-Ersatzmagenbildung durch. Neuere Untersuchungen [15, 16, 35] griffen diese alte Diskussion auf und konnten sowohl für die Ernährungssituation der Patienten, als auch im Hinblick auf die Ersatzmagenmotilität neue Argumente für die Jejunuminterposition aufzeigen. Vor dem Hintergrund dieser somit immer noch nicht abgeschlossenen Diskussion führten wir vom 1.12.1985 bis 31.12.1991 eine prospektive Studie durch, die das Ziel hatte, die Wertigkeit beider Rekonstruktionsverfahren, v.a. im Hinblick auf die Motilitätsbedingungen des Gastrointestinaltraktes, zu untersuchen. Gleichzeitig wurde eine tierexperimentelle Studie (DFG-Projekt: Fa 218/1-1) durchgeführt, von der ebenfalls einige vorläufige Ergebnisse dargestellt werden sollen.

Tabelle 1. Chirurgische Therapie bei 255 Adenokarzinomen des Magens der Jahre 1986–1991

	Indikation beim Magenkarzinom	
	n	%
Gastrektomie	138	54,1
Subtotale distale Resektion	26	10,2
Proximale Resektion u. subtotale Ösophagektomie	73	28,6
Ösophagogastrektomie	2	0,8
Nicht reseziert	16	6,3
Gesamt	255	100
Resektionsquote: 93,7%		

Patienten und Methoden

Vom 1.12.1985 bis zum 31.12.1991 wurden insgesamt 255 Patienten wegen eines Magenkarzinomes an der Chirurgischen Klinik der RWTH Aachen operiert (Tabelle 1). Bei 138 Patienten (54,1%) wurde eine totale Gastrektomie durchgeführt und bei kurativer Intention mit einer systematischen Lymphadenektomie kombiniert. Die relativ niedrige Gastrektomierate von 54,1% erklärt sich dadurch, daß Kardiakarzinome und Adenokarzinome des distalen Ösophagus mit proximaler Resektion, subtotaler Ösophagektomie und Magenhochzug behandelt wurden.

Bei der Auswahl des Rekonstruktionsverfahrens gingen außer funktionellen Überlegungen auch onkologische Gesichtspunkte in die Indikationsstellung mit ein. Nach R0-Resektionen galt die Jejunuminterposition als das Verfahren der Wahl. War diese aus anatomischen Gründen erschwert (Voroperationen, intramediastinale Anastomosen nach ausgedehnten Resektionen, Panniculitis mesenterialis) oder ließ das Tumorstadium die Entwicklung eines Lokalrezidivs möglich erscheinen, wichen wir auf die Roux-Y-Ersatzmagenbildung aus. Nach diesen Kautelen wurde bei 80 Patienten nach Y-Roux und bei 58 Patienten mit einer Jejunuminterposition rekonstruiert. Bei beiden Verfahren wurde dabei eine Schlingenlänge von 40 cm zwischen Ösophagus und Duodenum bzw. Roux-Anastomose als Standard definiert. Postoperative Komplikationen waren in den beiden Rekonstruktionsgruppen nicht signifikant unterschiedlich. Die globale Klinikletalität lag bei 1,4%, die Anastomosendehiszenzrate belief sich auf 4,3% bei allen Patienten (Tabelle 2).

Prospektive Patientenstudie

Zur Frage der Wertigkeit der Duodenalpassage und zur Aufdeckung stattfindender Anpassungsphänomene führten wir seit dem 1.12.1985 eine prospekti-

Tabelle 2. Postoperative Komplikationen bei 138 gastrektomierten Patienten der Jahre 1986–1991. Die Unterschiede in den beiden Rekonstruktionsgruppen waren nicht signigikant

Ersatzmagenbildung – Komplikationen –	Roux-Y ($n=80$) %	Longmire ($n=58$) %	Gesamt %
Anastomosendehiszens	3,7	5,2	4,3
Anastomosenstenose	2,5	5,2	3,6
Postoperativer Reflux	5,0	–	2,9
Klinikletalität	1,3	1,7	1,4

Tabelle 3. Alters- und Geschlechtverteilung der beiden Rekonstruktionsgruppen in der prospektiven Patientenstudie. Die Unterschiede waren nicht signifikant (n.s.)

Ersatzmagenfunktion – Prospektive Studie 1985–91 – Patientenkollektiv ($n=68$ tumorfreie Patienten)			
Rekonstruktionsform	Männlich/weiblich	Alter (Jahre)	Range
Longmire ($n=40$)	25/15	65 ($\pm 13,3$)	37–84
Roux-Y ($n=28$)	15/13	66 ($\pm 12,6$)	43–84
Signifikanz	n.s.	n.s.	

ve Studie bei insgesamt 68 Magenkarzinompatienten durch. Dabei konnten 40 Patienten mit Jejunuminterposition und 28 Patienten mit Roux-Y-Rekonstruktion erfaßt werden. Die beiden Kollektive waren bezüglich Alters- und Geschlechtsverteilung nicht signifikant verschieden (Tabelle 3). Alle 68 Patienten mußten eine R0-Resektion durchlaufen haben und stammten daher aus den Karzinomstadien I–IIIa nach der UICC-Klassifikation von 1987. Eine weitere Bedingung war, daß die Tumornachsorge bei allen Patienten durch die Chirurgische Poliklinik der RWTH Aachen erfolgte und den Patienten bei jeder routinemäßig durchgeführten Nachsorgeuntersuchung Rezidivfreiheit bescheinigt wurde. Die Nachbeobachtungszeit der Patienten mußte mindestens 1 Jahr betragen. Ergab sich während dieser Zeit der Verdacht oder der Nachweis eines Tumorrezidives, galt dies als Ausschlußkriterium.

Die Patienten wurden darüber aufgeklärt, daß sie an einer prospektiven Studie teilnahmen, und gaben ihr Einverständnis hierzu. Die Nachuntersuchungen erfolgten zusammen mit den regulären Nachsorgeterminen nach 6 Wochen, 3 Monaten, 6 Monaten und mindestens 1 Jahr. Dabei wurden neben den üblichen Tumornachsorgeuntersuchungen (klinische Untersuchung, Gewichtsverlauf, Laborchemie, Sonographie, Endoskopie, CT) weitere Spezialuntersuchungen durchgeführt: Bei jeder Vorstellung wurden die Patienten in einem standardisierten Interview zu ihren subjektiven Beschwerden und

Allgemeinsymptomen mit insgesamt 20 Zielkriterien befragt. Nach 6–12 Wochen und 1 Jahr führten wir folgende Funktionsuntersuchungen durch:

1. Nuklid-MDP: Nach Herstellung von 100 ml Haferschleim identischer Rezeptur und Viskosität wurde die Testmahlzeit mit 40–58 MBq 99mTc-S-Kolloid versetzt und gut durchmischt. Die Patienten wurden anschließend vor eine γ-Kamera gesetzt und angewiesen, den Haferschleim zügig zu verspeisen. Die Registrierung erfolgte kontinuierlich, die über dem Magen gemessene Peak-Aktivität wurde als 100% gesetzt. Die Registrierung erfolgte innerhalb der ersten 10 min in Abständen von 2 min, danach in 5minütigen Abständen. Die Messung wurde abgebrochen, wenn keine weitere Ersatzmagenentleerung mehr nachweisbar war. Dies war in der Regel nach 40 min der Fall. Die Meßdaten wurden sowohl als Zahlenkolonnen als auch graphisch dargestellt. Zum Vergleich der Methoden wurden Summationskurven von allen Messungen gebildet und die Werte als Mittelwerte mit Standardabweichung angegeben.

2. H_2-Atemtest: Nach 10minütiger Messung der Basalwerte wurden 20 g Lactulose in 300 ml Wasser gelöst den Patienten verabreicht. Anschließend wurde in 10minütigen Abständen die H_2-Atemkonzentration in der Exspirationsluft bestimmt („Single breath"-Technik). Die Meßwerte wurden als Zahlenkolonnen und graphisch dargestellt. Die orozäkale Transitzeit wurde definiert als der Zeitpunkt, an dem erstmals ein signifikanter Anstieg der H_2-Atemkomzentration über 10 PPM nachzuweisen war. Als Normalkollektiv stellten sich 22 gesunde Probanden zur Verfügung, die in identischer Technik untersucht wurden. Die Werte wurden als Mittelwerte mit Standardabweichung innerhalb der Gruppen bestimmt und als Summationskurven aufgetragen. Bei zweiphasigem Kurvenverlauf wurde eine bakterielle Fehlbesiedlung angenommen.

3. Hepatobiliäre Sequenzszintigraphie: Die Untersuchung erfolgte in liegender Position unter einer γ-Kamera. Den Patienten wurden 185–209 MBg, 99mTc-S-markierte HIDA intravenös appliziert. Daraufhin wurde die Anreicherung des Tracers in der Leber und der Gallenblase beobachtet. Als „regions of interest" wurden die Gallenblase, das Duodenum und der Ersatzmagen gewählt. Nachdem die maximale Aktivität über der Gallenblase erreicht war, wurde den Patienten ein standardisierter Nahrungsreiz (Biloptin) verabreicht. Wegen der uneinheitlichen anatomischen Situation im Bereich der Gallenblase und Überlagerungen durch die Leber wurde als Parameter der Gallengangskinetik die Darmerscheinungszeit gewählt. Diese war als die Zeit definiert, bei der erstmals im Duodenum Aktivität nachweisbar war. Darüber hinaus wurden gallige Refluxe im Ersatzmagen und Ösophagus registriert. Die Meßergebnisse der Rekonstruktionsgruppen wurden als Minuten minus Standardabweichung angegeben. Patienten mit Eingriffen an den Gallenwegen oder nachgewiesener Cholezystolithiasis wurden von dieser Untersuchung ausgeschlossen.

4. Oraler Glukosetoleranztest: Der orale Glukosetoleranztest wurde nach den Kriterien der WHO von 1980 durchgeführt. Hierzu wurde den Patienten 75 g Glukose in 400 ml Wasser oral verabreicht und anschließend in 15minüti-

gen Abständen der Serum-Glukose-Spiegel aus Blut von der Fingerbeere bestimmt. Als Kontrollen wurden 22 stoffwechselgesunde Personen im Alter von 24–31 Jahren gewonnen. Die Werte wurden in mmol/l als Funktion der Zeit aufgetragen. Der Vergleich innerhalb der Gruppen erfolgte zwischen den Mittelwerten zu jedem Zeitpunkt. Patienten mit einem bekannten Diabetes mellitus wurden von dieser Untersuchung ausgeschlossen.

5. Ersatzmagenmanometrie: Die manometrische Untersuchung des Ersatzmagens erfolgte mittels einer 5-Kanalperfusionsmanometrie (Perfusionsrate 0,5 ml/min). Die 3 mm im Durchmesser betragende Manometriesonde wurde dem Patienten transnasal unter Durchleuchtung appliziert. Die Meßpunkte lagen 10 cm auseinander und befanden sich im präanastomotischen Ösophagus sowie im Ersatzmagen. Die Lagekontrolle erfolgte unter Röntgendurchleuchtung. 7 Patienten nach Jejunuminterposition erklärten sich zu einer 2. Untersuchung bereit. Bei ihnen wurde in einer 2. Messung die Sonde in den Ersatzmagen (3 Meßpunkte) und das Duodenum (2 Meßpunkte) plaziert, um auch die Parameter der duodenalen Motilität bestimmen zu können. Die Registrierung, Verarbeitung und Auswertung der Meßdaten erfolgte computergestützt mit der Software der Synecthics Corporation (Polygram Version 5.00). Zunächst wurde die Nüchternmotilität gemessen, bis ein kompletter Zyklus erfaßt war. Nach Verabreichung einer standardisierten Testmahlzeit (100 ml Biosorbin) erfolgte für eine weitere Stunde die Registrierung des postprandialen Motilitätsmusters. Die Gesamtuntersuchungszeit betrug mindestens 3 h.

Tierexperimentelle Untersuchungen

Im Rahmen eines größeren tierexperimentellen Projektes (DFG-Projekt Fa 218/1-1) wurden als wesentlicher Pfeiler auch Motilitätsuntersuchungen des Gastrointestinaltraktes nach totaler Gastrektomie und Roux-Y- bzw. Longmire-Rekonstruktion durchgeführt. Einige Teilaspekte sollen im Rahmen des hier behandelten Themas als vorläufige Ergebnisse dargestellt werden: 8 Beaglehunde wurden nach entsprechender präoperativer Konditionierung in Barbituratnarkose gastrektomiert. Bei jeweils 4 Hunden wurde eine Jejunuminterposition bzw. Roux-Y-Rekonstruktion mit identischer Schlingenlänge durchgeführt. Die Anastomosierung erfolgte im Interesse der Standardisierung durch Stapler. Bei den Roux-Y-Hunden wurde das Duodenum im Sinne einer Janeway-Fistel in die Bauchdecke eingenäht, um für die späteren manometrischen Untersuchungen einen Zugang zum Duodenum zu gewährleisten. Intraoperativ wurde durch Auffüllen mit Wasser das Ersatzmagenvolumen bestimmt. Postoperativ erfolgte die Perfusionsmanometrie am wachen Tier für insgesamt 6 h. Die Meßsonden wurden unter radiologischer Kontrolle plaziert. Ein Meßpunkt kam in den präanastomotischen Ösophagus, 3 Meßpunkte in den Ersatzmagen, 3 Meßpunkte in das Duodenum, 1 Meßpunkt in das obere Jejunum zu liegen. Die Meßpunkte bei Roux-Y-Hunden wurden mit einer 2. Sonde über die Janeway-Fistel appliziert. Der Meßpunktabstand betrug

10 cm. Die interdigestive und postprandiale Motilität wurde 6 Wochen, 12 Wochen und 6 Monate nach der Gastrektomie gemessen. Nach 6 Monaten erfolgte die Euthanasie, bei der wiederum das Ersatzmagenvolumen durch Auffüllen mit Wasser bestimmt wurde.

Statistische Auswertung

Die Auswertung normalverteilter Daten erfolgte mit dem t-Test nach Student. Nicht normal verteilte Daten wurden mit dem Mann-Whitney-Test auf Signifikanz überprüft. Prozentuale Verteilungen wurden mit dem exakten Test nach Fischer überprüft. Eine Signifikanz wurde ab einem P-Niveau < 0,05, hoch signifikante Werte ab einem $P < 0,01$ angenommen.

Ergebnisse

Bei der Befragung nach subjektiven Beschwerden gaben die Patienten mit Roux-Y-Rekonstruktion auch noch 1 Jahr postoperativ signifikant häufiger eine Unverträglichkeit für fette Speisen, eine höhere Inzidenz an Diarrhöen, häufigere Mahlzeiten und eine insgesamt verlängerte Essenszeit pro Mahlzeit an (Tabelle 4). Bezüglich der übrigen subjektiven Beschwerden bestanden keine signifikanten Unterschiede. Der postoperative Gewichtsverlauf war durch eine mittlere Gewichtsabnahme von über 15% in beiden Gruppen gekennzeichnet. Innerhalb der Rekonstruktionsgruppen verlief die Entwicklung des Körpergewichts bis zum 3. postoperativen Monat gleichsinnig. Danach zeigten die Patienten mit Jejunuminterposition eine zunehmend günstigere Entwicklung (Abb. 1). Die Differenzen waren ab dem 3. postoperativen Monat hochsignifikant. Bei der nuklearmedizinischen Untersuchung der Ersatzmagenentleerung

Tabelle 4. Ausschnitt aus den Ergebnissen eines standardisierten Interviews zu subjektiven Beschwerden ≥1 Jahr postoperativ

Ersatzmagenfunktion
Prospektive Studie ($n=68$ tumorfreie Patienten) (1985–1991)

Symptom	Longmire ($n=40$)	Roux-Y ($n=28$)	Signifikanz (p)
Appetitlosigkeit	12	8	$p=1$
Dumping	3	5	$p=0,25$
Fleisch	13	11	$p=0,61$
Fett	3	8	$p=0,04$
Erbrechen	0	3	$p=0,4$
Diarrhöe	3	14	$p=0,02$
Mahlzeiten/die ($n\pm$SEM)	5,9 ($\pm 1,7$)	7,3 ($\pm 2,3$)	$p=0,05$
Essenszeit (min$\pm$SEM)	12,7 ($\pm 5,6$)	18,5 ($\pm 6,6$)	$p=0,05$

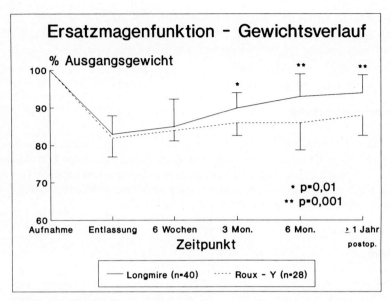

Abb. 1. Postoperativer Gewichtsverlauf von 68 tumorfreien gastrektomierten Patienten mit Longmire- und Roux-Y-Rekonstruktion

zeigten alle Patienten einen exponentiellen Kurvenverlauf, was für eine weitgehend passive Entleerung spricht. Bei der 1. Untersuchung 6–12 Wochen postoperativ wiesen die Patienten mit einer Roux-Y-Rekonstruktion eine signifikant langsamere Ersatzmagenentleerung auf als die Longmire-Rekonstruktionsgruppe. Nach 1 Jahr hatten sich diese Unterschiede ausgeglichen, und die Ersatzmagenentleerung zeigte in beiden Gruppen einen nahezu identischen Kurvenverlauf (Abb. 2). Entsprechend der im Vergleich zu Probanden deutlich beschleunigten Entleerungsfunktion war auch die orozäkale Transitzeit, ermittelt durch den H_2-Atemtest, frühpostoperativ bei allen Gastrektomierten gleichermaßen um mehr als durchschnittlich 20 min verkürzt (Tabelle 5). Während diese Situation bei den Roux-Y-Patienten so blieb, zeigte sich bei dem Kollektiv mit erhaltener Duodenalpassage ein meßbares Anpassungsphänomen. Nach 1 Jahr entsprach die mittlere Transitzeit wieder der gesunder Probanden. Der Kurvenverlauf zeigte im Vergleich zu der Roux-Y-Rekonstruktionsgruppe eine deutliche Rechtsverschiebung (Abb. 3). Auch bei der Gallengangkinetik fanden sich signifikante Unterschiede zugunsten der Jejunuminterposition. In der HIDA-Untersuchung war die Darmerscheinungszeit nach erfolgtem Nahrungsreiz bei den Patienten mit Jejunuminterposition signifikant früher nachweisbar als bei Ausschaltung der Duodenalpassage (Abb. 4). Darüber hinaus war in der letzten Gruppe eine deutlich höhere Inzidenz des enteroösophagealen Gallerefluxes nachweisbar. Dies korrelierte gut mit den endoskopischen Befunden, die eine signifikante Häufung der alkalischen Refluxösophagitis bei Roux-Y-Patienten zeigte (Tabelle 6). Als Erklärung hierfür konnten bei Roux-Y-Patienten mit Refluxsymptomatik im

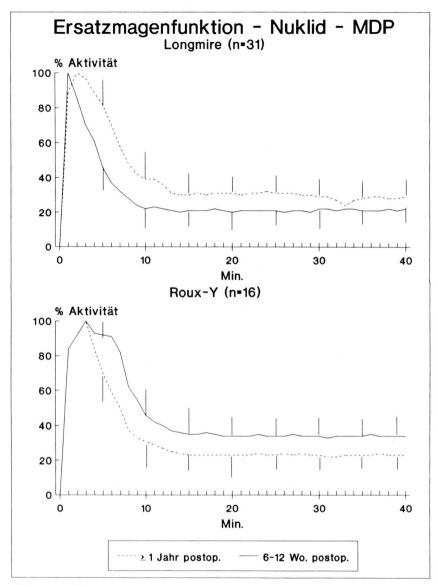

Abb. 2. Zeitlicher Verlauf der Ersatzmagenentleerungsfunktion in der Nuklid-MDP. 6–12 Wochen postoperativ: Signifikant langsamere Entleerung der Roux-Gruppe ($p < 0,05$); ≥1 Jahr postoperativ: Ausgleich der Verläufe (n.s.)

postprandialen Motilitätsmuster vermehrt pathologische retrograd fortgeleitete Kontraktionen nachgewiesen werden (Abb. 5).

Bei den laborchemischen Untersuchungen lagen nahezu alle laborchemischen Parameter im Gesamtkollektiv der Magenkarzinompatienten im Normbereich. Es zeigten sich jedoch innerhalb dieser Normgrenzen relative, statistisch

Tabelle 5. Orozäkale Transitzeit im H_2-Atemtest und bakterielle Fehlbesiedlung anhand biphasischer Kurvenverläufe. Die mittlere Transitzeit in der Longmire-Gruppe ≥ 1 Jahr postoperativ war gegenüber dem Wert 6–12 Wochen postoperativ und den Y-Roux-Werten signifikant

Ersatzmagen-funktion	Transitzeit ±SD (min)			Bakterielle Fehlbesiedlung (n/%)
	6–12 Wochen	≥ 1 Jahr	(p)	
Longmire (n=31)	55,6 (±14,9)	72,2 (±17,8)	0,05	1 (3,2%)
Roux-Y (n=16)	53,8 (±16,0)	58,1 (±13,8)	n.s.	1 (6,3%)
Probanden (n=22)	78,5 (±18,4)			–

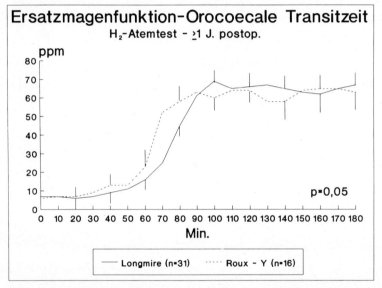

Abb. 3. Orozäkale Transitzeit im H_2-Atemtest mit Lactulose: Nach ≥ 1 Jahr zeigten Longmire-Patienten im Gegensatz zur Roux-Gruppe wieder Normalverläufe

signifikante Erniedrigungen für mehrere Parameter. Es handelte sich hierbei um das Serumcholesterin, die Triglyzeride, das Serumgesamtprotein sowie das Serumkalzium. In der Proteinelektrophorese zeigte sich eine signifikante Erniedrigung des Albumins als Hinweis auf eine Resorptions- oder Synthesestörung. Besonders auffallend war jedoch ein pathologischer Verlauf des oralen Glukosetoleranztests. In den ersten 3 Monaten nach der Operation waren sowohl die Verläufe der Jejunuminterposition als auch die der Roux-Y-Rekonstruktion deutlich pathologisch verändert im Vergleich zur Probandengruppe. Die Patienten ohne Duodenalpassage zeigten hier jedoch wiederum den signifikant schlechteren Verlauf. Nach 1 Jahr hatte sich im oralen

Tabelle 6. Enteroösophagealer Reflux in den Rekonstruktionsgruppen anhand der Endoskopie und HIDA-Untersuchung

Ersatzmagenfunktion
– Alkalischer Reflux –
Endoskopie + HIDA (≥ 1 Jahr postoperativ)

Symptom		Longmire ($n=38$)	Roux-Y ($n=26$)	Signifikanz (p)
Ösophagitis	I°	1	–	n. s.
(endoskopisch)	II°	2	1	n. s.
	III°	–	3	$p=0,05$
	IV°	–	2	n. s.
Gesamt		3	6	$p=0,05$
Enteroösophagealer Reflux (HIDA)		3	8	$p=0,01$

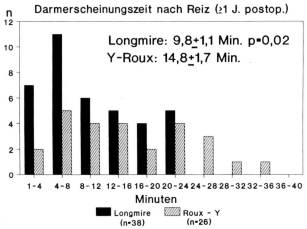

Abb. 4. Hepatobiliäre Sequenzszintigraphie nach Stimulation mit Biloptin: Die Gallenblasenentleerung erfolgte bei erhaltener Duodenalpassage signifikant früher

Glukosetoleranztest der Verlauf der Patienten mit erhaltener Duodenalpassage an die Kurve der Probanden nahezu wieder angepaßt. Der Serumglukoseverlauf der Roux-Y-Patienten war weiterhin deutlich pathologisch verändert (Abb. 6).

Bei den tierexperimentellen Untersuchungen zeigte sich im postoperativen Verlauf eine deutliche Zunahme des Ersatzmagenvolumens bei allen gastrektomierten Tieren. Das Ersatzmagenvolumen hatte sich von um 50 ml auf nahezu 200 ml vervierfacht. Ein signifikanter Unterschied innerhalb der Ersatzmagengruppen zeigte sich nicht (Abb. 7). Bei der manometrischen Untersuchung der

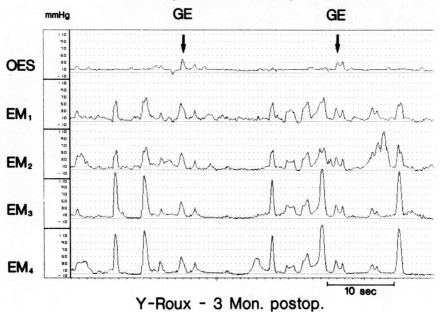

Abb. 5. Ersatzmagenmanometrie bei Roux-Y-Patienten mit Refluxsymptomatik: Nachweis vermehrter retrograder „giant contractions" mit konsekutivem Galleerbrechen (*GE*)

intestinalen Motilität nach Gastrektomie zeigte sich ein weiteres Anpassungsphänomen der Jejunuminterposition. In der frühpostoperativen Phase war bei allen gastrektomierten Tieren in der interdigestiven Phase der Ablauf der Aktivitätsfront zwischen Duodenum und Ersatzmagen zeitlich entkoppelt. Während dies bei den Hunden mit Roux-Y-Rekonstruktion auch im weiteren Verlauf so blieb, kam es bei den Tieren mit Erhaltung der Duodenalpassage zu einer Ankopplung des Duodenums. Die Aktivitätsfronten, die in den oralen Anteilen des Ersatzmagens entstanden, wurden mit geringer zeitlicher Verzögerung auf das Duodenum übertragen und weiter propagiert (Abb. 8). Dieser Effekt trat bei etwa 60% der im proximalen Ersatzmagen beginnenden Aktivitätsfronten auf. Hierbei paßte sich im Duodenum auch die Länge der Zyklen dem vom Ersatzmagen vorgegebenen Rhythmus an. Der gleiche Effekt war auch bei den Patienten mit Jejunuminterposition bei der manometrischen Untersuchung zu beobachten.

Diskussion

Die Diskussion über die Wertigkeit der Duodenalpassage ist so alt wie die Geschichte der Magenchirurgie und geht zurück auf die Hauptrekonstruk-

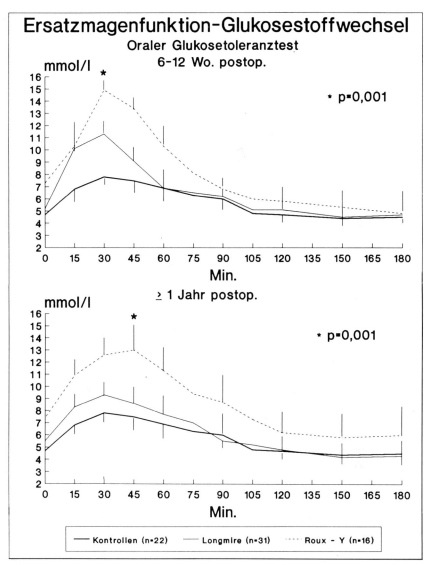

Abb. 6. Oraler Glukosetoleranztest bei gastrektomierten Patienten und Probanden im Zeitverlauf. Nach ≥ 1 Jahr hat sich die Longmire-Rekonstruktion wieder der Normalkurve angepaßt, die Roux-Y-Kurve bleibt pathologisch

tionsformen (BI und BII) nach subtotaler Resektion. Die Kontroverse über diese Frage ging so weit, daß geradezu Glaubenskriege geführt wurden und sich ganze chirurgische Schulen über diese Frage stritten [41]. Erst mit abnehmender Bedeutung chirurgisch-technischer Probleme und der Entwicklung subtiler diagnostischer Methoden zur Untersuchung verschiedener Stoffwechselparameter konnten objektive physiologische Erkenntnisse in diese Diskussion eingebracht werden [9, 22, 30, 33, 43, 50]. Als Synopsis dieser

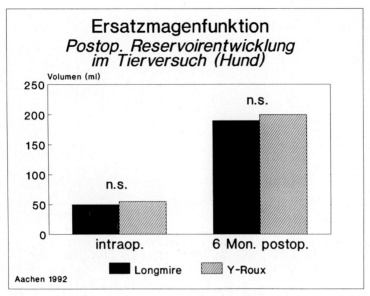

Abb. 7. Entwicklung des Ersatzmagenvolumens im Tierversuch nach 6 Monaten: Deutliche Volumenzunahme in beiden Rekonstruktionsgruppen, kein signifikanter Unterschied zwischen Longmire- und Roux-Rekonstruktion

Untersuchungen kann als gesichert gelten, daß beide Formen der Rekonstruktion meßbare Veränderungen der Gewichtsentwicklung und Resorptionsparameter hinterlassen. Die Veränderungen sind jedoch bei ausgeschalteter Duodenalpassage stärker ausgeprägt. Besonders auffallend sind hierbei deutliche Fettresorptionsstörungen, pathologische Blutzuckerverläufe im Glukosetoleranztest und, seltener, Störungen der Aminosäurenresorption und der Eiweißsynthese. Als wesentlichste Ursachen für dieses Syndrom wurden die fehlende duodenale Passage und die damit ausbleibenden Stimulationsreize auf das Pankreas, die Gallenwege und die Leber angesehen und als pankreatozibale Asynchronie definiert [18].

Seit der ersten Jejunuminterposition 1942 durch Seo wird die gleiche Diskussion für die Rekonstruktion nach totaler Gastrektomie geführt. Auch hier wurden die gleichen Argumente zugunsten der Erhaltung der Duodenalpassage geltend gemacht [3, 4, 7, 10, 26, 31]. Andere [28, 49] konnten im Vergleich zwischen Jejunuminterposition und Roux-Y-Rekonstruktion keine Vorteile für die Lebensqualität der Patienten mit erhaltener Duodenalpassage erkennen. Wie andere [12, 20, 21, 39, 42, 44, 47] halten sie das nicht ausreichende Ersatzmagenreservoir und die damit eingeschränke Möglichkeit zur Kalorienaufnahme für die Hauptursache der postoperativen Ernährungsstörungen nach Gastrektomie und fordern daher eine Pouchbildung. Andere Untersucher [1, 6–8, 11, 19, 45] konnten im Vergleich mit der einfachen Roux-Y-Rekonstruktion keinen Vorteil durch die Pouchbildung erkennen.

In jüngerer Zeit legten experimentelle und klinische Untersuchungen nahe, daß nicht die Größe eines Magenrestes nach subtotaler Resektion oder eines

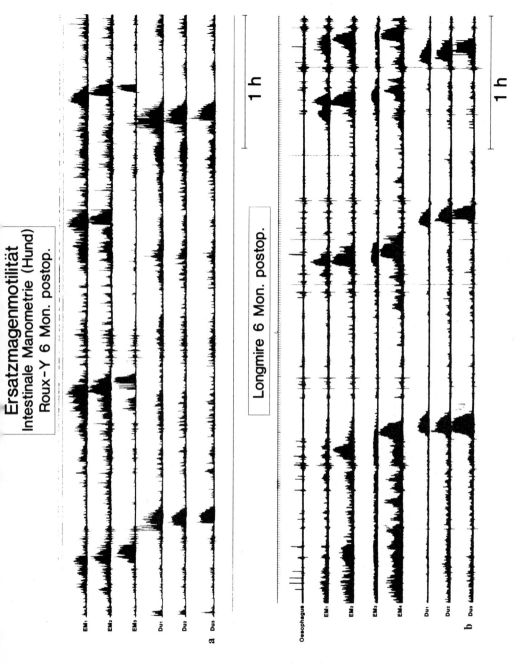

Abb. 8a, b. Interdigestive Ersatzmagenmotilität im Tierversuch (Hund) nach 6 Monaten. **a** In der Roux-Y-Gruppe bleibt eine Dissoziation der Aktivitätsfronten zwischen Ersatzmagen und Duodenum bestehen. **b** In der Longmire-Gruppe wird das Duodenum „angekoppelt" und der Schrittmacher in den Ersatzmagen verlagert. Die Aktivitätsfronten sind mit leichter Verzögerung propagiert

Ersatzmagens nach totaler Gastrektomie entscheidend für die Reservoirfunktion ist, sondern die Motilitätsbedinungen der gesamten gastrointestinalen Funktionseinheit [14, 34, 35, 38]. Dabei wurde in den nach Roux-Y-ausgeschalteten Jejunalsegmenten eine pathologische Motilität mit Verminderung der propulsiven Peristaltik und Zunahme der lokalen und retrograden Kontraktionen beobachtet und als „Roux-Stase-Syndrom" bezeichnet. Gleichzeitig existieren Mitteilungen, daß, entgegen den gehegten Erwartungen, Patienten mit Y-Roux-Rekonstruktion eine vermehrte alkalische Refluxösophagitis aufweisen [13, 48]. Die Ursache für diese pathologische Peristaltik des Y-Roux-Ersatzmagens wurde in ektopen Schrittmachern der Roux-Schlinge gesehen [36].

Neben diesen elektrophysiologischen Effekten wurde auch eine Reihe von pathologischen postzibalen Verläufen gastrointestinaler Hormone identifiziert, die als weitere mögliche Ursache der pankreatozibalen Asynchronie und der veränderten intestinalen Motilität in Frage kommen [2, 3, 5, 25, 27, 32].

Die in unserer prospektiven Patientenstudie gesehenen Gewichtsverläufe und die Parameter des Fett-, Eiweiß- und Glukosestoffwechsels zeigten die von der physiologischen Ausgangssituation und Literaturrecherche her erwarteten Werte. Die von uns durchgeführten laborchemischen Untersuchungen zu diesen Parametern können nur als Teilausschnitte komplexer Systeme angesehen werden und daher nicht die gleiche Aussagekraft wie Resorptionsstudien aufweisen, die schon zu früheren Zeitpunkten subtil durchgeführt wurden. Dennoch ist die uniforme, statistisch signifikante Verschiebung zugunsten der Patienten mit Longmire-Rekonstruktion auffallend und sie weist auf eine bessere Resorptionsleistung dieser Rekonstruktionsform hin.

Das Hauptgewicht unserer Patientenstudie und der Tierexperimente lag auf der Untersuchung der gastrointestinalen Motilität und der möglicherweise stattfindenden Anpassungsphänome beider Rekonstruktionsformen. Sowohl die Ersatzmagenentleerung als auch die orozäkale Transitzeit waren in der frühpostoperativen Phase in beiden Gruppen pathologisch verändert. Während die mit der Nuklid-MDP untersuchte Ersatzmagenentleerungsfunktion auch nach 1 Jahr noch in beiden Gruppen gleichermaßen beschleunigt war und eine weitgehend passive Entleerung zeigte, war bei der orozäkalen Transitzeit eine Normalisierung in der Longmire-Patientengruppe festzustellen. Auch in der Hepatobiliären Sequenzszintigraphie zeigte sich eine besser an den Nahrungsreiz angepaßte Gallengangkinetik, was aus der Literatur bekannt ist und mit einer zeitgerechteren CCK-Sekretion erklärt wurde [46]. In der gleichen Untersuchung konnten auch signifikant häufigere Gallenrefluxe über die Y-Roux-Schlinge in den Ösophagus diagnostiziert werden. Die damit in Zusammenhang stehende, auch klinisch und histologisch signifikant häufiger nachweisbare Refluxösophagitis in der Y-Roux-Gruppe konnte mit einer vermehrten Retroperistaltik im Ersatzmagen erklärt werden. Dies bedeutet, daß das sog. „Roux-Stase-Syndrom" auch nach totaler Gastrektomie beobachtet werden kann. Es führt nach einer Ersatzmagenbildung jedoch nicht nur wie nach subtotaler Resektion zu einer, hier an sich wünschenswerten,

Verzögerung der Passage, sondern auch bei 1/3 der Patienten zum alkalischen Reflux mit den damit verbundenen Symptomen.

Die insgesamt bessere Anpassung der intestinalen Motilität nach Jejunuminterposition kann, zumindest teilweise, durch ein Motilitätsphänomen erklärt werden. Sowohl bei den Patienten als auch bei den tierexperimentellen Untersuchungen konnte eine „Ankopplung" des Duodenums an die Motilität des Ersatzmagens nachgewiesen werden. Resultante dieses Phänomens war die Tatsache, daß 60% der im proximalen Ersatzmagen startenden Aktivitätsfronten über das Duodenum in die unteren Jejunalabschnitte fortgeleitet wurden. Dieser Effekt kann durch die Wiederherstellung der Integrität des enterischen Nervensystems und damit auch des Peristaltikreflexes erklärt werden. Galligan et al. [17] konnten nachweisen, daß 60 Tage nach einer Dünndarmdurchtrennung mit Reanastomosierung die Anastomose erneut von VIP-ergen Neuronen überbrückt wird. Bei Roux-Y-Rekonstruktion war eine ähnliche Koordination zwischen Ersatzmagenentleerung und duodenaler Motilität zu keinem Zeitpunkt nachweisbar.

Zusammenfassend legen unsere Untersuchungen nahe, daß die Jejunuminterposition im Vergleich zur Roux-Rekonstruktion eine physiologischere Digestion, eine bessere Adaptation an die neuen Passagebedingungen und eine bessere Lebensqualität und geringere Refluxgefährdung aufweist.

Die Reservoirfunktion des Ersatzmagens sowie seiner Entleerungskinetik hängen ebenso wie die intestinale Transitzeit nicht vom Ersatzmagenvolumen, sondern von den Motilitätsbedingungen ab, die durch die Wahl der Ersatzmagenform determiniert werden.

Literatur

1. Auguste LJ, Mavor E, Citrin P, Stein ThA, Mandell Ch, Wise L (1985) Nutritional effects of postgastrectomy reconstructions. Am J Surg 150:537–542
2. Barthel M, Nustede R, Bücheler M, Köhler H, Schafmayer A (1988) Zum Einfluß der Duodenalpassage auf die Sekretion von Cholecystokinin und Neurotensin bei Patienten nach totaler Gastrektomie. Langenbecks Arch Chir (Suppl Chirurgisches Forum '88 f. experim. u. klinische Forschung) 61–65
3. Becker HD (1985) Aufrechterhaltung der Duodenalpassage – ja oder nein? Langenbecks Arch Chir (Kongreßband 1985) 241–247
4. Bernhard A, Schreiber HW, Bartsch WM, Braun O (1964) Form und Funktion des Ersatzmagens nach totaler Magenresektion. Langenbecks Arch Chir 307:261–276
5. Bittner R, Beger HG, Willert B, Marzinzig E (1979) Über die Bedeutung der Duodenalpassage für die Insulin- und Gastrinsekretion des Patienten nach totaler Magenentfernung. Langenbecks Arch Chir (Suppl Chirurgisches Forum '79 f. experim. u. klinische Forschung) 119–123
6. Bradley III EL, Isaacs JT, Del Mazo J, Hersh T, Chey WY (1977) Pathophysiology and significance of malabsorption after Roux-en-Y reconstruction. Surgery 81/6:684–691
7. Bradley III EL, Isaacs JT, Hersh T, Davidson ED, Millikan W (1975) Nutritional consequences of total gastrectomy. Ann Surg 182/4:415–428
8. Braga M, Zuliani W, Foppa L, Di Carlo V, Cristallo M (1938) Food intake and nutritional status after total gastrectomy: results of a nutritional follow up. Br J Surg 75:477–480

9. Butler TJ (1960) A study of the pancreatic response to food after gastrectomy in man. Gut 1:55–61
10. Cornell GN, Gilder H, Moody F, McSherry ChK, Beal JM (1960) The use of jejunal interposition with total gastrectomy. Ann Surg 152/3:430–444
11. Cristallo M, Braga M, Agape D et al. (1986) Nutritional status, function of the small intestine and jejunal morphology after total gastrectomy for carcinoma of the stomach. Surg Gynecol Obstet 163:225–230
12. Cuschieri A (1990) Jejunal pouch reconstruction after total gastrectomy for cancer: experience in 29 patients. Br J Surg 77:421–424
13. Donovan IA, Fielding JWL, Bradby H, Sorgi M, Harding LK (1982) Bile diversion after total gastrectomy. Br J Surg 69:389–390
14. Ehrlein H-J, Bühner S, Thoma G, Schemann M, Keinke O, Tsiamitas Ch, Schumpelick V (1987) Gastric emptying after Roux-Y and Billroth-I gastrectomy depends on viscosity of meal and contractile patterns of small intestine in dogs. Dig Dis Sci 32/5:529–537
15. Faß J, Bares R, Schumpelick V (1988) Funktionsanalyse der intestinalen Motilität nach Gastrektomie. In: Häring R (Hrsg) Postoperative Folgezustände – Pathogenese, Diagnostik, Therapie. Ueberreuther, Wien
16. Faß J, Dreuw B, Schäfer S, Schumpelick V (1991) Motilitätsmuster im jejunalen Ersatzmagen nach totaler Gastrektomie. Langenbecks Arch Chir (Suppl Chirurgisches Forum '91 f. experim. u. klinische Forschung) 423–428
17. Galligan JJ, Furness JB, Costa M (1989) Migration of the myoelectric complex after interruption of the myenteric plexus: Intestinal transsection and regeneration of enteric nerves in the guinea pig. Gastroenterology 97:1135–1146
18. McGregor IL, Parent J, Meyer JH (1977) Gastric emptying of liquid meals and pancreatic and biliary secretion after subtotal gastrectom or truncal vagotomy with pyloroplasty in man. Gastroenterology 72:195–205
19. Gustavsson S, Kelly KA (1987) Total gastrectomy for benign disease. Surg Clin North Am 67/3:539–550
20. Hays RP, Clark DA (1960) Nutrition in patients with total gastrectomy and a jejunal food pouch. Ann Surg 152/5:864–870
21. Herfarth C, Schlag P, Buhl K (1987) Surgical procedures for gastric substitution. World J Surg 11:689–698
22. Hermann G, Axtell HK, Starzl TE (1965) Fat absorption and the afferent loop. Surgery 57/2:291–296
23. Holder E, Schreier K (1966) Über die Fett- und Eiweißverdauung bei verschiedenen chirurgischen Eingriffen am Magen. Langenbecks Arch Chir 312:290–303
24. Holle F, Heinrich G, Piekarski HG (1957) Die postoperative funktionelle Leistungsfähigkeit verschiedener Typen von partieller und totaler Magenresektion. Langenbecks Arch Chir 285:516–532
25. Hopman PM, Jansen JBMJ, Lamers CBHW (1984) Plasma cholecystokinin response to oral fat in patients with Billroth I and Billroth II gastrectomy. Ann Surg 199/3:276–280
26. Huguier M, Lancret JM, Bernard PF, Baschet C, Le Henand F (1976) Functional results of different reconstructive procedures after total gastrectomy. Br J Surg 63:704–708
27. Inoue K, Fuchigami A, Hosotani R et al. (1987) Release of cholecystokinin and gallbladder contraction before and after gastrectomy. Ann Surg 205/1:27–32
28. Junginger Th, Walgenbach S (1988) Postgastrectomy reconstruction by esophagojejunostomy Roux-en-Y. Nutrition 4/3:239–242
29. gestrichen
30. MacKay C (1970) Postgastrectomy steatorrhea. Am J Surg 120:324–328
31. Kelly WD, MacLean LD, Perry JF, Wangensteen OH (1953) A study of patients following total and near-total gastrectomy. Surgery 35/6:964–982

32. Kotler DP, Sherman D, Bloom R, Holt PR (1985) Malnutrition after gastric surgery – association with exaggerated distal intestinal hormone release. Dig Dis Sci 30/3:193–199
33. Lundh G (1958) Intestinal digestion and absorption after gastrectomy. Act Chir Scand (Suppl) 231
34. Mathias JR, Fernandez A, Sninsky CA, Clench MH, Davis RH (1985) Nausea, vomiting and abdominal pain after Roux-en-Y anastomosis: Motility of the jejunal limb. Gastroenterology 88:101–107
35. Miholic J, Meyer H-J, Kotzerke J et al. (1989) Emptying of the gastric substitute after total gastrectomy. Ann Surg 210/2:165–172
36. Morrison P, Miedema BW, Kohler L, Kelly KA (1990) Electrical dysrhythmias in the Roux jejunal limb: Cause and treatment. Am J Surg 169:252–256
37. Olbe L, Lundell L (1987) Intestinal function after total gastrectomy and possible consequences of gastric replacement. World J Surg 11:713–719
38. Pellegrini CA, Deveney CW, Patti MG, Lewin M, Way LW (1986) Intestinal transit of food after total gastrectomy and Roux-Y-esophagojejunostomy. Am J Surg 151:117–125
39. Schlag P, Buhl K, Wysocki St, Schwarz R, Herfarth Ch (1988) Nutritional consequences of total gastrectomy: Esophagojejunostomy vs. jejunum pouch as reconstructive procedures. Nutrition 4/3:235–238
40. Schlatter C (1897) Ueber Ernährung und Verdauung nach vollständiger Entfernung des Magens – Oesophagoenterostomie beim Menschen. Beitr Klin Chir 19:757–776
41. Schumpelick V, Farthmann E, Schreiber HW (1976) Chirurgie des Magens – Historisches und Entwicklungstendenzen, Teil II. Med Welt 27/50:2440–2451
42. Scott HW, Law DH, Gobbel WG, Sawyers JL (1968) Clinical and methabolic studies after total gastrectomy with a Hunt-Lawrence jejunal food pouch. Am J Surg 115:148–156
43. Shingleton WW, Isley JK, Floyd RD, Sanders AP, Baylin GJ, Postlethwait RW, Ruffin JM (1957) Studies on postgastrectomy steatorrhea using radioactive triolein and oleic acid. Surgery 42/1:12–21
44. Siewert JR, Peiper HJ (1973) Die Oesophago-Jejunoplicatio – Eine Anastomosentechnik zur Refluxverhütung nach totaler Gastrektomie. Chirurg 44:115–120
45. Staël von Holstein C, Walther B, Ibrahimbegovic E, Åkesson B (1991) Nutritional status after total and partial gastrectomy with Roux-en-Y reconstruction. Br J Surg 78:1084–1087
46. Takahashi T, Yamamura T, Yokoyama E, Kantoh M, Kusunoki M, Ishikawa Y, Utsunomiya J (1986) Impaired contractile motility of the gallbladder after gastrectomy. Am J gastroenterol 81/8:672–677
47. Thiede A (1991) Magenersatzoperationen und Lebensqualität. In: Fuchs K-H, Hamelmann H (Hrsg) Gastrointestinale Funktionsdiagnostik in der Chirurgie. Blackwell, Berlin
48. Tonelli F, Corazziari E, Spinelli F (1978) Evaluation of "alkaline" reflux esophagitis after total gastrectomy in Henley and Roux-en-Y reconstructive procedures. World J Surg 2:233–237
49. Troidl H, Kusche J, Vestweber K-H, Eypasch E, Maul U (1987) Pouch versus esophagojejunostomy after total gastrectomy: A randomized clinical trial. World J Surg 11:699–712
50. Wollaeger EE, Waugh JM, Power MH (1963) Fat-assimilating capacity of the gastrointestinal tract after partial gastrectomy with gastroduodenostomy (Billroth I anastomosis). Gastroenterology 44/1:25–32

Ergebnisse nach über 500 kolorektalen Resektionen mit Klammernahtanastomose im Rektum

W. Stock, O. Hansen, W. Schwenk und R. Haas

Seit der Einführung der Klammernahttechnik in die kolorektale Chirurgie Ende der 70er Jahre sind hauptsächlich frühe Erfahrungsberichte und vergleichende Untersuchungen der Hand- mit der Staplernaht veröffentlicht worden [5, 13, 15, 17, 18]. In prospektiv randomisierten Studien hatte sich die maschinelle Klammernaht nach kolorektalen Resektionen dabei der Handnaht als zumindest gleichwertig erwiesen [3, 8, 16].

Obwohl die Klammernahtgeräte weite Verbreitung in der kolorektalen Chirurgie fanden, blieben aktuelle Veröffentlichungen zur postoperativen Morbidität und Letalität nach elektiven kolorektalen Resektionen mit einer Klammernahtanastomose selten [8, 12]. Diese Tatsache war für uns Anlaß, die eigenen Erfahrungen mit der Staplertechnik im Rektum über 13 Jahre zu analysieren.

Patienten und Methode

In die vorliegende Studie wurden alle Patienten aufgenommen, die vom 1.1.1980 bis zum 15.5.1992 in der chirurgischen Abteilung des Marien-Hospitals Düsseldorf wegen einer kolorektalen Erkrankung elektiv reseziert und mit einer Klammernahtanastomose versorgt wurden. Dabei galten Resektionen als elektiv, wenn sie nach sorgfältiger Diagnose und Therapie bestehender Begleiterkrankungen und intensiver präoperativer Vorbereitung durchgeführt wurden.

Zur Erhebung der Studiendaten wurden die Akten aller von 1980–1987 resezierten Patienten retrospektiv ausgewertet. Seit 1988 wurden die Daten aller operativ behandelten Patienten mit kolorektalen Erkrankungen prospektiv erfaßt. Folgende Parameter wurden analysiert: Alter, Geschlecht, Grunderkrankung, Vorerkrankungen, präoperative Komplikationen, Operationsvorbereitung, Resektionshöhe, postoperative Komplikationen, Letalität.

Zur Erfassung der wachsenden operativen Erfahrung wurden entsprechend dem Operationsdatum 3 Gruppen gebildet: Operation von 1980–1983, von 1984–1987 und 1988–1992. Um den Einfluß des Lebensalters auf die Morbidität und Letalität beurteilen zu können, wurden die Patienten 5 Gruppen zugeordnet: jünger als 50 Jahre, 50–59 Jahre, 60–69 Jahre, 70–79 Jahre, älter als 79 Jahre.

Die statistische Auswertung erfolgte bei metrisch meßbaren Werten mit Hilfe des t-Tests und varianzanalytischer Methoden; qualitative Parameter wurden unter Benutzung des Fisher-Exact-Tests und log-linearer Modelle zur Kontingenztafel analysiert [1].

Sämtliche Klammernahtanastomosen wurden mit dem EEA-Gerät (Fa. Autosuture, Deutschland) durchgeführt. Bei allen Resektionen (auch bei der Sigmadivertikulitis) erfolgte zur Erzielung einer spannungsfreien Anastomose die Mobilisierung der linken Kolonflexur. Vor Anlage der Anastomose wurde eine Spülung des noch intakten Darmes mit Chlorpaktin (bei maligner Grundkrankheit) oder mit Betaisodonna (bei benignem Leiden) durchgeführt. Wenn immer möglich wurde die Anastomose nach Aufbougierung der Darmenden mit einem großen Kopf (31 mm) ausgeführt. Bei allen Sigmaresektionen erfolgte die Klammernahtanastomose aus Gründen der besseren Durchblutung im oberen oder mittleren Rektumdrittel. Jede Anastomose wurde intraoperativ durch peranale Rektumfüllung mit Betaisodonna auf ihre Dichtigkeit überprüft.

Ergebnisse

In der Abteilung für Chirurgie des Marien-Hospitals in Düsseldorf wurden vom 1.1.1980–15.5.1992 523 elektive kolorektale Resektionen mit einer Klammernahtanastomose im Rektum durchgeführt. 70% der Patienten ($n = 370$) hatten eine maligne Grunderkrankung, 143 Patienten wiesen eine Sigmadivertikulitis auf. Die Stadieneinteilung der kolorektalen Karzinome zeigte in 1/3 fortgeschrittene Fälle (Stadium III und IV nach UICC, [13a]).

Das mittlere Lebensalter betrug 66,1 Jahre, 1/4 der Patienten war älter als 75 Jahre. Frauen – im Gesamtkollektiv mit 55,8% häufiger vertreten als Männer – waren mit durchschnittlich 67,4 Jahren deutlich älter als Männer (64,3 Jahre, $p < 0,01$). Patienten mit einer malignen Grunderkrankung wiesen mit durchschnittlich 67,2 Jahren ein 4,0 Jahre höheres Lebensalter auf als Patienten mit einem benignen Leiden ($p < 0,01$). Das Patientenkollektiv mit den Altersgruppen sowie der Zusammensetzung der Grunderkrankungen ist in Tabelle 1 dargestellt.

Präoperative Begleiterkrankungen lagen bei 54,3% aller Patienten ($n = 278$) vor; erfaßt wurden 159 kardiale (30,4%), 63 pulmonale (12,0%), 20 zerebrale (3,8%), 2 renale (0,4%) und 2 hepatische (0,4%) Vorerkrankungen. In 113 Fällen wurde ein arterieller Hypertonus (21,6%) diagnostiziert. 42 Patienten zeigten einen medikationsbedürftigen Diabetes mellitus (8,0%) und 21 eine arterielle Verschlußkrankheit (4,0%). Etwa 1/5 der Patienten wies mehrere Risikofaktoren auf.

Präoperative dickdarmspezifische Komplikationen wurden bei 35,0% der Fälle ($n = 183$) diagnostiziert. Die präoperative Dickdarmstenose war mit einer Inzidenz von 25,6% ($n = 134$) die häufigste Komplikation. Bei 7,8% der Patienten lag eine gedeckte Perforation ($n = 41$) vor, bei 2,5% eine Hb-wirksame Hämatochezie ($n = 13$). Bei 4 Patienten (0,8%) fand sich intraopera-

Tabelle 1. Alter, Geschlecht, Grunderkrankung und Tumorstadium der Patienten mit kolorektaler Klammernahtanastomose ($n = 523$)

	n	%
Geschlecht		
Männer	231	44,2
Frauen	292	55,8
Altersgruppen (Jahren)		
<50	33	6,3
50–59	108	20,7
60–69	178	29,0
70–79	152	29,0
>79	52	10,0
Grunderkrankung		
Karzinom	370	70,7
Divertikulitis	143	27,4
Sonstige (Adenom, Lipom)	10	1,9
Karzinome ($n = 370$)		
Stadium I	83	22,4
Stadium II	150	40,5
Stadium III	86	23,2
Stadium IV	51	13,8

tiv nach elektiver Vorbereitung ein Ileus und bei 2 Patienten (0,4%) lag nach gedeckter Perforation eine lokale Peritonitis vor ($n = 2$).

Zur Operationsvorbereitung wurde bei 86,2% der 523 Resektionen eine orthograde Darmspülung durchgeführt. Der Anteil der orthograd gespülten Patienten wurde von 42% in den ersten 4 Jahren des Beobachtungszeitraumes auf 96% in den Jahren 1988–1992 angehoben ($p < 0.01$). Bei 94,7% der Patienten wurde präoperativ über einen zentralvenösen Katheter eine normokalorische parenterale Ernährung durchgeführt.

Die Operationsfrequenz konnte in den vergangenen 13 Jahren kontinuierlich gesteigert werden und lag bei durchschnittlich 55 Resektionen mit kolorektaler Klammernahtanastomose in den Jahren 1988–1992. 25 Operateure waren an der Studie beteiligt. In 277 Fällen (53,0%) lag die Klammernahtanastomose im oberen, in 246 Fälle (47,0%) im mittleren oder unteren Rektumdrittel. Insgesamt wurden in 31 Fällen (5,9%) protektive Stomata angelegt, davon 16mal (51,6%) in den ersten 4 Jahren. Seit 1988 wurde bei 245 Resektionen nur 3mal ein temporärer künstlicher Ausgang zum Schutz der Anastomose vorgeschaltet, dies entspricht einer Rate von 1,2% ($p < 0.05$).

Allgemeine postoperative Komplikationen traten bei 27,7% ($n = 145$) aller Patienten auf (Tabelle 2). Nosokomiale Infektionen wie Harnwegsinfekte und Pneumonien machten den überwiegenden Teil der allgemeinen Komplikationen aus. Die Häufigkeit lebensbedrohlicher allgemeiner Komplikationen wie kardiovaskuläre Komplikationen, Lungenembolie, Nierenversagen oder Ateminsuffizienz war dagegen vergleichsweise gering. Die zunächst recht hoch

Tabelle 2. Allgemeine postoperative Komplikationen nach 523 elektiven kolorektalen Klammernahtanastomosen

	n	%
Harnwegsinfekt	75	14,3
Pneumonie	55	10,5
Sepsis	16	3,1
Kardiovaskulär	15	2,9
Lungenembolie	7	1,3
Nierenversagen	4	0,8
Ateminsuffizienz	4	0,8
Apoplex	1	0,2

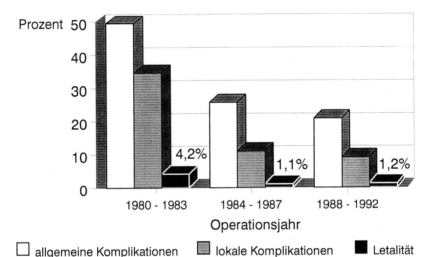

Abb. 1. Postoperative Morbidität und Letalität elektiver kolorektaler Klammernahtanastomosen von 1980–1992 (1980–1983: $n = 95$; 1984–1987: $n = 182$; 1988–1992: $n = 246$)

erscheinende Sepsisrate von 3,1 % ist zum überwiegenden Teil durch Patienten mit einer Kathetersepsis ($n = 10$) bedingt. Insgesamt konnten die allgemeinen Komplikationen von 49,5 % in den Jahren 1980–1983 auf jetzt 20,8 % reduziert werden ($p < 0.01$, Abb. 1).

Lokale postoperative Komplikationen traten bei 75 Patienten (14,3 %) auf (Tabelle 3). Auch hier zeigte sich neben einer großen Gruppe problemlos therapierbarer Komplikationen (Wundheilungsstörungen, Platzbauch) eine kleine Gruppe schwerwiegender Komplikationen. Die Gesamtrate lokaler Komplikationen wurde von 34,7 % in den Jahren 1980–1983 auf 9,0 % in den Jahren 1988–1992 gesenkt ($p < 0.01$, Abb. 1).

Klinisch manifeste Anastomoseninsuffizienzen wurden bei 10 Männern (4,3 %) und 3 Frauen (1,0 %) festgestellt. Bei 523 Klammernahtanastomosen

Tabelle 3. Lokale postoperative Komplikationen nach 523 elektiven kolorektalen Klammernahtanastomosen

	n	%
Subkutane Wundheilungsstörung	47	9,0
Platzbauch	7	1,3
Anastomoseninsuffizienz	13	2,5
Intraabdomineller Abszeß	11	2,1
Blutung	8	1,5
Ileus	5	1,0
Peritonitis	3	0,6

Tabelle 4. Alter, postoperative Komplikationen, Todesursache und -tag nach elektiven kolorektalen Klammernahtanastomosen

Alter (Jahre)	Komplikation	Todesursache	Postoperativer Tag
78, 57	Anastomoseninsuffizienz	Multiorganversagen	10, 27
90, 68	Nachblutung	Herz-Kreislauf-Versagen	4, 14
79	Ileus	Herz-Kreislauf-Versagen	18
76	Kolonwandnekrose	Multiorganversagen	11
82	Myokardinfarkt	Kardiogener Schock	9
78	Lungenembolie	Ateminsuffizienz	41
72	Agranulozytose	Herz-Kreislauf-Versagen	10

entspricht dies einer Insuffizienzrate von 2,5%. Patienten mit einer tiefen Anastomose hatten mit 4,5% ($n = 11$) eine deutlich höhere Insuffizienzrate als Patienten mit einer hohen Anastomose im mittleren und oberen Rektumdrittel (0,7%, $n = 2$) ($p < 0.01$). Alter, Grunderkrankung, Tumorstadium, präoperative dickdarmspezifische Komplikationen und Operationsdauer hatten keinen Einfluß auf die Insuffizienzrate. Im Beobachtungszeitraum nahm bei steigender Operationsfrequenz und zunehmender operativer Erfahrung die Anastomoseninsuffizienz von 4,2% ($n = 4$) in den Jahren 1980–1983 auf 1,2% ($n = 3$) in den Jahren 1988–1992 ($p < 0.1$) ab.

Wichtigster Faktor zur Beurteilung des Operationserfolges und des Risikos von elektiven Resektionen mit kolorektaler Klammernahtanastomose ist die Klinikletalität über den gesamten Zeitraum 1,7% ($n = 9$); die 30-Tage-Letalität betrug 1,5% ($n = 8$). 6 Patienten verstarben infolge lokaler Komplikationen (Tabelle 4). Im Beobachtungszeitraum konnte die Letalität von 4,2% im Zeitraum 1980–1983 auf 1,2% in den letzten 9 Jahren gesenkt werden (Abb. 1).

Diskussion

Die maschinelle Anastomose mittels Stapler stellt eine Bereicherung der Nahttechniken in der kolorektalen Chirurgie dar [2, 14, 20]. Die Vorteile der Klammernahtanastomosen bestehen in ihrer standardisierten Operationstechnik bei einfacher Mechanik des Staplers [14].

Die klinische Insuffizienzrate nach kolorektalen Anastomosen mit Klammernahtanastomose lag nach der Literatur der frühen 80er Jahre zwischen 2,9 und 20% [3, 6, 15]; in den Veröffentlichungen der letzten Jahre wird das Auftreten einer klinisch manifesten Anastomoseninsuffizienz in etwa 3% beschrieben [7, 10, 11, 22]. In unserem unselektionierten Krankengut betrug die Insuffizienzrate 2,5%, in den letzten 5 Jahren konnte sie auf 1,2% reduziert werden. Neben der wachsenden operativen Erfahrung mit standardisierter Operationstechnik und regelmäßiger intraoperativer peranaler Dichtigkeitsprüfung, scheinen die sorgfältige präoperative Darmvorbereitung durch orthograde Spülung [21] und die Antibiotikakurzzeitprophylaxe mit einem Cephalosporin der 3. Generation (seit 1983) wesentlichen Einfluß auf diese positive Entwicklung zu haben.

Trotz einer höheren Insuffizienzrate im unteren Rektumdrittel, die auch von Fazio et al. 1985 [9] mitgeteilt wird, zeigte sich in der Letalität bezüglich der Anastomosenhöhe kein Unterschied. Sie betrug über den gesamten Beobachtungszeitraum nur 1,7% ($n = 9$). In der Literatur werden Letalitätsraten zwischen 0 und 7,2% berichtet [4, 8, 19]. Bei sorgfältiger Therapie präoperativer Begleiterkrankungen und intensiver perioperativer Betreuung zeigte sich kein meßbarer Einfluß der Begleiterkrankungen auf die Letalität.

Die elektive kolorektale Resektion mit Klammernahtanastomose im Rektum geht heute mit einer Anastomoseninsuffizienzrate und Letalität von weniger als 3% einher. In einer Klinik, in der diese Resektionen auch von Ärzten in ihrer Ausbildung zum Facharzt für Chirurgie durchgeführt werden, kommt dem Klammernahtgerät mit seiner standardisierten Anastomose besondere Bedeutung zu.

Literatur

1. Altman DG (1991) Practical statistics for medicinal research. Chapman & Hall, London
2. Ballantyne GH, Beart RW (1985) Maschinelle Anastomosen in der colorectalen Chirurgie. Chirurg 56:223–226
3. Beart RW, Kelly KA (1981) Randomized prospective evaluation of the EEA stapler for colorectal anastomoses. Am J Surg 141:143–147
4. Burke ERC, Welvaart K (1990) Complications of stapled anastomoses in anterior resection for rectal carcinoma: Colorectal anastomosis versus coloanal anastomosis. J Surg Oncol 45:180–183
5. Cutait R, Cutait DE, Silva JH, Manzione A, Borges JLA (1986) Comparative studies of manual and stapled anastomosis in anterior resection for cancer of the rectum. Dig Dis Sci 31/10:94
6. Denecke H, Wirsching R (1984) Colorectale Anastomosen. Chirurg 55:638–644

7. Dickson GH (1989) Some clinical and technical aspects of circular anastomoses of rectum and oesophagus. Ann Surg 71:59–63
8. Everett WG, Friend PJ, Forty J (1986) Comparison of stapling and handsuture for left-side large bowel anastomosis. Br J Surg 73:345–348
9. Fazio VW, Jagelman DG, Lavery IC, McGonagle RN (1985) Evaluation of the proximate-ILs circular stapler. Ann Surg 201:108–114
10. Fazio VW (1988) Cancer of the rectum – sphincter saving operation. Surg Clin North Am 68:1367–1382
11. Friend PJ, Scott R, Everett WG, Scott IHK (1990) Stapling or suturing for anastomoses of the left side of large intestine. Surg Gynecol Obstet 171:373–376
12. Gillen P, Peel ALG (1986) Comparison of the mortality, morbidity and incidence of local recurrence in patients with rectal cancer treated by either stapled anterior resection or abdominoperineal resection. Br J Surg 73:339–341
13. Hedberg SE, Helmy AH (1984) Experience with gastrointestinal stapling at the Massachusetts General Hospital. Surg Clin North Am 64:511–528
13a. Hermanek P, Scheibe O, Spiessl B, Wagner G (Hrsg) (1987) TNM-Klassifikation maligner Tumoren/UICC, 4. Aufl. Springer, Berlin Heidelberg New York Tokyo
14. Hölscher AH, Siewert JR (1992) Stapler am Gastrointestinaltrakt – pro und kontra. Langenbecks Arch Chir 377:56–64
15. Kennedy HL, Rothenberger DA, Goldberg SM et al. (1983) Colocolostomy and coloproctostomy utilizing the circular intraluminal stapling devices. Dis Colon Rectum 26:145–148
16. McGinn FP, Gartell PC, Clifford PC, Brunton FJ (1985) Staples or sutures for low colorectal anastomoses: a prospective randomized trial. Br J Surg 72:603–605
17. Moreno-Gonzales E, Vara-Thorbeck R (1987) Stapler versus handgenähte Anastomose in der Magen-Darm-Chirurgie. Langenbecks Arch Chir 372 (Kongreßbericht):99–103
18. Probst M, Becker H, Ungeheuer E (1982) Die anteriore Rektumresektion – konservative Nahttechnik und maschinelle Anastomosierung im Vergleich. Langenbecks Arch Chir 356:213–217
19. Sauven P, Playforth MJ, Evans M, Pollock AV (1989) Early infective complications and late recurrent cancer in stapled colonic anastomoses. Dis Colon Rectum 32:33–35
20. Steichen FM (1987) Entwicklung der Maschinennaht und Vergleich mit der manuellen Naht in der Chirurgie. Langenbecks Arch Chir 372:79–84
21. Stock W, Hirt JH, Schaal KP et al. (1977) Die präoperative Darmkeimverminderung durch orthograde Darmspülung. Chirurg 48:161–165
22. Wehrli H, Koch R, Akovbiantz A (1988) Erfahrungen mit 169 kolorektalen maschinellen Anastomosen (1981–1984). Helv Chir Acta 55:649–654

Kontrollierter Vergleich der Handnaht mit der Klammernahttechnik und klinische Konsequenzen in der kolorektalen Chirurgie

B. Lünstedt, R. Engemann und A. Thiede

Einleitung

Prinzipiell lassen sich kolorektale Anastomosen manuell mit Nähten in verschiedenen Variationen und mechanisch mit Klammern (Fazio 1991; Thiede et al. 1987; Wolmark 1987) oder Kompressionsringen herstellen (Hardy et al. 1987; Thiede et al. 1991). Vergleichsuntersuchungen zwischen Handnahttechniken, Staplernahttechniken und Kompressionsanastomosen bei vergleichbarer Lokalisation zeigen bei rechtsseitigen und linksseitigen Kolonresektionen in kontrollierten Studien prinzipiell keine wesentlichen Unterschiede in verschiedenen perioperativen Zielkriterien, wobei die Leckagerate das am stärksten beobachtete Zielkriterium darstellt (Cahill et al. 1989; Corman et al. 1989; Bubrick et al. 1991). Bei Beachtung des Zielkriteriums, Spätstenoseentwicklung, gibt es jedoch Hinweise auf eine häufiger bei Klammernahtgeräten einsetzende Spätstenose (Dziki et al. 1991; Luchtefeld et al. 1989) als bei den anderen Techniken mit voll absorbierbaren Nahthilfsmitteln, wie z.B. den biofragmentierbaren Kompressionsringen (Schubert et al. 1991). Unsere Arbeitsgruppe hat sich in Studien seit 1979 mit Stapleranastomosen und seit 1989 mit biofragmentierbaren Kompressionsringen, u.a. im kolorektalen Bereich, beschäftigt. Hier sollen die Ergebnisse der Studien mit Staplernähten vorgestellt und analysiert werden (Tabelle 1: Kontrollierte Studie, technische Durchführung 1979–1982, $n = 60$; prospektive Studie, technische Durchführung 1983–1988, $n = 970$).

Tabelle 1. Studien zur Nahttechnik in der kolorektalen Chirurgie

Technik	Operationszeitraum	Studienform	n	Bereich
Stapler	1978/79	Pilot	82	Kolorektal
Stapler vs. Hand	1979–82	Kontrolliert	31/29	Rektal
Stapler	1983–88	Prospektiv	970	Kolorektal
Valtrac	1989–	Prospektiv	131	Kolorektal

Material und Methoden

Kontrollierte Studie 1979–1982

Elektive Kolon- und Rektumresektionen erfolgten nach den folgenden taktischen Konzepten:

- Diagnosesicherung und Krankheitsausbreitung
  a) klinische Stadieneinteilung, Endosonographie, Sonographie, CT
  b) KE (Welin), Endoskopie und Biopsie
- perioperativ: orthograde Spülung, Kurzzeitantibiotikaprophylaxe
- Technik: Hohe Gefäßligatur, systematische Lymphknotenexzision
- prä-, intra-, postoperative Messung von Tumor, Resektionsabstand, Anastomosenhöhe von Anokutanlinie
- Einhaltung der Radikalitätskriterien
- Korrektur von Typing, Grading und Staging nach Präparathistologie
- postoperative Anastomosenkontrolle, 6.–10. Tag nach der Operation mit Peritrast RE
- Follow-up: 3-Monatsabstand
- klinische Analyse und Manometrie der Anorektalfunktion vor, sowie 3 und 6 Monate nach Rektumresektion

Die Anastomosierung zwischen Kolon und Rektum wurde grundsätzlich durch End-zu-End-Anastomosen erreicht. Die zirkulären Tabaksbeutelnähte bei Stapleranwendung wurden am tiefen Becken grundsätzlich nicht mit einer Tabaksbeutelnahtklemme angelegt, sondern manuell eingebracht. Als Hilfsmittel verwendeten wir einen Rektumstempel, mit dem sich der Beckenboden und damit der Rektumstumpf von perineal je nach Festigkeit des Beckenbodens ca. 2–4 cm nach transabdominal eindrücken läßt. Dadurch wird auch bei sehr tiefem, kurzem Rektumstumpf der Schnittrand sichtbar, so daß manuelle Nähte, wie z. B. die Tabaksbeutelnaht, gezielt unter Sicht gestochen werden können (Thiede 1991). Bei Handnahtanastomosen wurde die Hinterwand zweireihig und die vordere Wand einreihig angelegt (Thiede et al. 1987).

Die Planung und Durchführung der kontrollierten Studie (Stapler vs. Handnaht) seit 1979 wurde folgendermaßen vorgenommen (Abb. 1): Es wurden nur Patienten aufgenommen, bei denen die Erkrankung im Rektum lokalisiert war, oder bei denen sie auf das Rektum übergegriffen hatte. Nach Eröffnung des Abdomens wurde die Resektabilität geprüft. Escape-Fälle waren solche, bei denen aus onkologischen Gründen eine Amputation durchgeführt werden mußte oder bei denen ein palliativer Anus praeter angelegt wurde. Nach Resektion erfolgte die Randomisierung in eine Handnahtgruppe A ($n = 31$) oder Staplernahtgruppe B ($n = 29$). Nach Prüfung, ob beide Anastomosierungstechniken möglich waren, fielen aus der Gruppe A 8 Fälle und aus der Gruppe B 5 Fälle heraus, bei denen die Darmkontinuität nur mit Hilfe eines Staplers wiederhergestellt werden konnte. Diese neue Gruppe ($n = 13$) wurde als WD-(withdrawn-)Gruppe bezeichnet.

Rektumresektion, kontrollierte Studie
Handnaht (A) vs. EEA-Staplernaht (B)

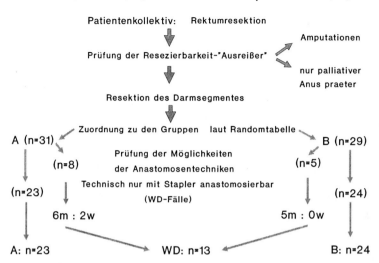

Abb. 1. Planung und Durchführung der kontrollierten Studie (*A* Handnaht, *B* geplante Staplernaht, *WD* Withdrawn-Fälle, nur mit dem Stapler kontinuitätserhaltend operabel)

In der kontrollierten Studie wurde besonders die Geschlechtsverteilung der Gruppen A, B und WD analysiert. Weitere Analyseparameter waren die Sechsmonatemortalität, intra- und postoperative Daten, postoperative Komplikationen sowie die Fünfjahres-Follow-up-Ergebnisse bis 1987.

Prospektive Studie 1983–1988

Im Anschluß an den operationstechnischen Teil der kontrollierten Studie wurde eine prospektive Studie mit ausschließlichem Staplereinsatz bei analogem technischem Vorgehen wie in der kontrollierten Studie – Staplernahtgruppe B und WD – durchgeführt. Diese Studie über Rektumanastomosen umfaßt 970 Fälle. Zielparameter der Untersuchungen waren die Leckagehäufigkeit, unterteilt in primäre, sekundäre und tertiäre Leckagen (Definition s. Tabelle 2). Als weitere Zielparameter sind zu nennen: Fisteln, unterteilt in präsakrale, kolorektokutane und rektovaginale; technische Stenosen sowie primäre stationäre Letalität.

Ergebnisse

Kontrollierte Studie

Bei den 60 nach Randomtabelle in 31 Hand- und 29 Staplernähte eingeteilten Patienten ergaben sich nach Durchführung der Studie 23 geplante Handnähte

Tabelle 2. Leckagen

Bezeichnung	Ursache	Nachweis	Zeitraum des Auftretens
Primäre Leckage	Geräte- oder Bedienungsfehler	Intraoperative Anastomosenundichtigkeit	Intraoperativ
Sekundäre Leckage	Anastomosendurchblutungsstörung	Röntgen: 6. bis 10. Tag postoperativ	Postoperativ 6. bis 10. Tag
Tertiäre Leckage	Perikolischer, durch die Anastomose ins Lumen einbrechender Abszeß	Klinisch und radiologisch ab 12. Tag	Postoperativ ab 12. Tag 1. postoperative Röntgenkontrolle ohne Dehiszenznachweis

Tabelle 3. Verteilung der Withdrawn (WD) Fälle

Anastomosenlokalisation	Studien n	WD-Fälle	Männlich	Weiblich
Mittleres Drittel und höher (9 cm und höher)	11	–	–	–
Unteres Rektumdrittel				
6–8 cm	28	4	4	–
3–5 cm	21	9	7	2
Gesamt	60	13 (21,6%)	11	2

und 24 geplante Staplernähte sowie in einer dritten Gruppe 13 WD-Fälle. Die Anastomosenlokalisationen der WD-Fälle lagen alle im unteren Rektumdrittel, 4 bei 6–8 cm und 9 sehr tief bei 3–5 cm. Die Geschlechtsverteilung der 13 WD-Fälle betrug 11 männliche und 2 weibliche Probanden (Tabelle 3). Während die Gruppen A und B untereinander in praktisch allen Parametern vergleichbar blieben, insbesondere in der Geschlechtsverteilung (ca. 40%:60%), differierte die WD-Gruppe hochsignifikant (85%:15%) (s. Tabelle 4).

Bei der Analyse der intra- und postoperativen Daten (Einzeldaten s. Tabelle 5) soll nur auf wenige Fakten aufmerksam gemacht werden. Die Mediane der Anastomosenlokalisationen lagen mit $\tilde{x} = 5$ cm Distanz von der Anokutanlinie bei der WD-Gruppe am tiefsten. In 84% wurden grüne Magazine mit einem Durchmesser von 31 mm verwendet. Sowohl bei der Dauer der Operation wie bei einem postoperativen Klinikaufenthalt lagen die Handnahtgruppe und die WD-Gruppe etwas ungünstiger als die geplante Staplernahtgruppe. Eine zäkale Entlastungsfistel wurde durchschnittlich bei den Patienten der WD-Gruppe etwas länger belassen als bei den Patienten der beiden anderen

Tabelle 4. Verteilung der WD-Fälle in bezug auf das Geschlecht

Gruppe	n	Männlich	Weiblich	Männlich	Weiblich
A	23	9 (39,1%)	14 (60,9%)		
B	24	10 (41,7%)	14 (58,3%)		
WD	13	11 (84,6%)	2 (15,4%)[a]	11/30 (36,7%)	2/30 (6,7%)
Gesamt	60	30 (50%)	30 (50%)	m+w = 21,6%	

[a] Die WD-Gruppe unterscheidet sich signifikant von A und B auf dem 1%-Niveau.

Tabelle 5. Analyse von intra- und postoperativen Daten

Parameter	n	Gruppe			Gesamt
		A	B	WD	
Anastomosenlokalisation Anokutanlinie (cm)	60	$\tilde{x} = 7$	$\tilde{x} = 6$	$\tilde{x} = 5$	$\tilde{x} = 6$
Magazin	37/60				
% grün		–	$\tilde{x} = 83$	$\tilde{x} = 85$	$\tilde{x} = 84$
% blau		–	$\tilde{x} = 17$	$\tilde{x} = 15$	$\tilde{x} = 16$
Dauer der Operation (h)	60	$\tilde{x} = 3$	$\tilde{x} = 2,5$	$\tilde{x} = 3$	$\tilde{x} = 2,5$
Krankenhausaufenthalt (Tage postoperativ)	60	$\tilde{x} = 17$	$\tilde{x} = 15$	$\tilde{x} = 17$	$\tilde{x} = 15$
Zäkalfistel (%)	48	74	83	85	80
Anus praeter (%)	9	17	13	15	15
Postoperative Tage mit Pezzer-Katheter	48	$\tilde{x} = 11$	$\tilde{x} = 11$	$\tilde{x} = 14$	$\tilde{x} = 11$
Spontanverschluß der Zäkalfistel (Tage)	48	$\tilde{x} = 24$	$\tilde{x} = 14$	$\tilde{x} = 14$	$\tilde{x} = 14$

Gruppen. Der Spontanverschluß der Zäkalfistel trat in der Handnahtgruppe später ein (nach $\tilde{x} = 24$ Tagen) als bei den beiden Staplernahtgruppen (jeweils $\tilde{x} = 14$ Tage).

Bei der Analyse der postoperativen Komplikationen traten global Nahtdehiszenzen in der Handnahtgruppe und in der WD-Gruppe häufiger auf. Klinisch relevante Dehiszenzen waren sehr viel geringer und nicht mehr statistisch signifikant (Tabelle 6). Frühstenosen (radiologischer Nachweis) waren eher in der Handnahtgruppe vorhanden, jedoch wiesen sie keine klinische Relevanz auf. Lediglich der schon oben erwähnte spontane Zäkalfistelverschluß trat in der Handnahtgruppe erst im Median nach 24 Tagen gegenüber 14 Tagen bei beiden Staplernahtgruppen auf und mag Ausdruck der vorübergehenden Anastomosenverschwellung in der Handnahtgruppe sein.

Tabelle 6. Analyse der postoperativen Komplikationen (I)

Komplikation	n	Gruppe			Gesamt
		A (%)	B (%)	WD (%)	(%)
Wundheilungsstörung	60	4,3	4,3	15,3	6,7
Sekundäre Nahtinsuffizienz					
Total	60	39,1	12,6	53,9	31,7
Eindeutig		27,7	8,3	30,8	18,3
Filiform		11,4	4,2	23,1	13,3
Klinisch signifikant	60	8,7	–	15,4	6,6
Kolokutane Fistel	60	4,3	–	23	6,7
Stenosen (radiologisch)					
Total	60	39,1	–	7,7	16,7
Rad, absoluter Durchmesser >1 cm		4,3	–	–	1,7
Rad, relativer Durchmesser 1–2 cm		34,8	–	7,7	15
Klinisch signifikant	60	4,3	–	–	1,7
Keine Stenose Durchmesser >2 cm	60	60,9	100	92,3	83,3
Postoperative Blasenfunktionsstörung		4,3	4,2	46,2	13,3

[a] Hochsignifikante Unterschiede.

Die erhöhte postoperative Rate an Blasenfunktionsstörungen in der WD-Gruppe (46%) ist als Folge der ausgedehnteren tieferen Präparation im kleinen Becken anzusehen. Ganz überwiegend war die Blasenfunktionsstörung spontan oder bei konservativer urologischer Behandlung rückläufig (Tabelle 6).

Die Hospitalletalität lag bei 1,7%, die Halbjahresletalität bei insgesamt 8,3%. Die Verteilung und die Gründe sind in Tabelle 7 wiedergegeben.

Die Follow-up-Resultate nach 5 Jahren bei Karzinompatienten weisen keine signifikanten Differenzen auf (Tabelle 8). Hinzuweisen ist auf die gleich hohe Rate an lokoregionären Rezidiven in allen 3 Gruppen, wobei die lokalen Rezidive jeweils als lymphatische Rezidive von der seitlichen Beckenwand ausgingen. Zu berücksichtigen ist allerdings auch die Tatsache, daß die Karzinompatienten unter Einhaltung der Radikalitätskriterien operiert worden waren. Der Wert des systematischen Follow-up ergibt sich u. a. bei den in 25% der Patienten rechtzeitig endoskopisch entfernten Polypen und bei in 4% radikal operablen Zweitkarzinomen (Tabelle 8).

Aufgrund der kontrollierten Studie können folgende Aussagen gemacht werden:

1. In ca. 22% der Rektumresektionen läßt sich die Darmkontinuität nur unter Verwendung der EEA-Stapler wiederherstellen.

Tabelle 7. 6-Monatsletalität (keine signifikanten Differenzen)

Parameter	n	Gruppe			Gesamt
		A	B	WD	(%)
Primäre Letalität (im Krankenhaus)	60	4,4%	–		1,7
Gründe		Peritonitis durch Naht- insuffizienz bei Mitral- vitium III			
Sekundäre Letalität (innerhalb von 6 Monaten)		8,7% 1 × Lungen- embolie	8,3% 1 × Herz- versagen	7,7%	8,3
Gründe		1 × Tumor	1 × Tumor	1 × Tumor	

Tabelle 8. Follow-up-Ergebnisse

Parameter	n	Gruppe			Gesamt
		A	B	WD	
Diagnose: Karzinom	54	20	22	12	54
5-Jahresletalität	60	12	11	2	25/60 (42%)
Unabhängig vom Karzinom	60	5	3	1	9/60 (15%)
Metastasen	54	5	6	–	11/54 (20%)
Lokoregionäre Rezidive	54	2	2	1	5/54 (9%)
Rezidivtyp (Beckenwandrezidive)		2	2	1	5
5-Jahresüberlebende	60	11	13	11	35 (58%)
Polypen entfernt	60	6	4	5	15 (25%)
Zweitkarzinom operiert	54	–	1	1	2 (4%)

2. Gruppe A (Hand) und Gruppe B (Stapler) blieben vergleichbar trotz der WD-Fälle. Die WD-Gruppe differierte signifikant von den Gruppen A und B.
3. Bei den WD-Fällen handelte es sich um Patienten mit engem Becken und festem Beckenboden, und zwar überwiegend Männer (85%).
4. In der Handnahtgruppe verschlossen sich die Zäkalfisteln etwas verzögert.
5. Die Verwendung der Stapler bietet eindeutig technische Vorteile bei männlichen Patienten mit engem Becken und festem Beckenboden.
6. Die Anastomosenlokalisation hat einen größeren Einfluß auf die Kontinenz von Stuhl und Urin als die Anastomosentechniken.
7. Die Anastomosentechnik hat bei strikter Einhaltung der Radikalitätskriterien keinen Einfluß auf die Entstehung lokoregionärer Rezidive.

Prospektive Studie

In der prospektiven Studie von 1983-1988 wurden 970 Patienten untersucht. Dabei entfielen 533 Anastomosen auf die Lokalisation 9 cm und höher, 213 lagen bei 6-8 cm und 224 bei 3-5 cm. Für alle Anastomosenlokalisationen galt: Je tiefer die Anastomosenlokalisation, desto höher die Insuffizienzrate (Tabelle 9). Bei den sekundären Leckagen (Nachweis 6. bis 10. Tag) war die klinisch relevante Rate nur etwa halb so hoch wie radiologisch nachgewiesen (radiologische Insuffizienzrate 11%, klinisch relevante Insuffizienzrate 5%). Tertiäre Leckagen traten sehr selten auf (1%).

Postoperative Fisteln waren insgesamt in 7% nachweisbar. Sie wurden unterteilt in präsakrale (5%), kolorektokutane (1,5%) und rektovaginale (0,5%). Die präsakralen Fisteln heilten im Median nach $\tilde{x} = 33$ Tagen, die kolorektokutanen nach $\tilde{x} = 18$ Tagen aus (Tabelle 10). Technisch bedingte Stenosen sahen wir in 3,8% (Tabelle 11). Klinisch relevant waren sie nur in geringem Ausmaß. Die sehr tief lokalisierten Stenosen ließen sich relativ einfach transanal dehnen. Sehr selten waren transanale Reoperationen erforderlich (0,3%).

Die primäre Letalität (Tabelle 12) während des stationären Aufenthaltes war mit 2,6% niedrig. Sie wurde unterteilt in rein technisch bedingt (0,3%), ausschließlich als Folge von Sekundärerkrankungen (1,2%) sowie durch das Zusammentreffen von Sekundärerkrankungen und technischen Komplikationen (1,1%). Die ausschließlich technisch bedingte Komplikationsrate von 0,3% in dieser großen Serie zeigt den Vorteil des hohen Standardisierungsgra-

Tabelle 9. Leckagen

Anastomosen-lokalisation	n	Primäre		Sekundäre				Tertiäre klinisch	
				radiologisch		klinisch			
9 cm und höher	533	11	2%	32	6%	16	3%	–	
6-8 cm	213	9	4%	30	14%	11	5%	2	1%
3-5 cm	224	16	7%	47	21%	25	11%	6	3%
Gesamt	970	36	4%	109	11%	52	5%	8	1%

Tabelle 10. Fisteln

Anastomosen-lokalisation	n	Prä-sakral	Dauer (Tage) $\tilde{x}$	Kolo-rekto-kutane	Dauer (Tage) $\tilde{x}$	Rekto-vaginal
9 cm und höher	533	8	26 (8-53)	8	19 (8-35)	–
6-8 cm	213	9	27 (8-96)	4	17 (8-37)	4
3-5 cm	224	28	38 (8-227)	3	18 (8-45)	2
Gesamt	970	45 (5%)	33 (7-227)	15 (1,5%)	18 (8-45)	6 (0,5%)

Tabelle 11. Technische Stenosen (teils membranartig), Ursache unklar

Anastomosen-lokalisation	n	Temporär	Klinisch ständig	Reoperation anal, transanal
9 cm	533	8	3	1
6–8 cm	213	8	4	2
3–5 cm	224	9	2	–
Gesamt	970	25 (2,5%)	9 (1%)	3 (0,3%)

Tabelle 12. Primäre Krankenhausgesamtletalität ($n = 25$; 2,6%)

Anastomosen-lokalisation	n	Rein technisch	Sekundär-erkrankung	Kombiniert
9 cm und höher	533	–	2	3
6–8 cm	213	1	6	4
3–5 cm	224	2	4	3
Gesamt	970	3 (0,3%)	12 (1,2%)	10 (1,1%)

Tabelle 13. Standardprinzip: Staplernaht

Domäne:	Mittleres und unteres Rektumdrittel
Strategie:	Transanale Anwendung, End-zu-End-Anastomose
Technik:	Zweireihig, versetzte B-förmige Klammern, invertierend
Nahthilfsmittel:	EEA, ILS-Stapler
Ringgröße:	33, 31, 29, 28 mm
Operationshilfsmittel:	Rektumstempel
Vorteile:	Praktibilitätsgewinn (Chirurg) Indikationsausdehnung (Patient)
Nachteile:	Operationskosten Verbleib der Klammern Gewebereaktion CT-Beeinflussung

des sowie Möglichkeiten eines technischen Prinzips, dessen Domäne, strategische und technische Angaben, besondere Hilfsmittel wie Rektumstempel und Vor- und Nachteile in Tabelle 13 nochmals zusammengefaßt sind.

Diskussion

Durch die Entwicklung der zirkulären Stapler in einer praktikablen Anwendungsform aus russischen Vorläufermodellen (Ravitch 1991; Steichen 1991) haben die modernen Nahtinstrumente amerikanischer Produktion mit auswechselbaren Klammermagazinen bzw. als Einmalinstrumente einen Siegeszug in der gastrointestinalen Chirurgie im letzten Jahrzehnt angetreten (Ravitch et al. 1991). Eine moderne Chirurgie im Gastrointestinaltrakt ohne Klammernahtinstrumente ist nicht mehr vorstellbar. Die Verwendung der Klammernahtinstrumente kann auch ganz neue Operationsstrategien induzieren, wie wir aus der minimal invasiven Chirurgie wissen. Beim Einsatz in der Rektumchirurgie ist neben dem Praktikabilitätsgewinn für den Chirurgen auch die Indikationsausdehnung für kontinuitätserhaltende Rektumresektionen als hervorstechender Vorteil für den Patienten zu nennen (Beart u. Kelly 1991). Selbst bei ganz tiefen kolorektalen oder sogar koloanalen Anastomosen ist nach einem 3- bis 6monatigen Intervall eine erstaunlich gute Stuhlkontinenz erreichbar (Jostarndt et al. 1984; Nakahara et al. 1988; Beart 1991).

Die von Rosen et al. (1985) beschriebene erhöhte Rate an Lokalrezidiven bei Verwendung der zirkulären Klammernahtgeräte tritt besonders auf, wenn die Distanz zwischen Tumorunterrand und Resektionslinie unter 2 cm beträgt (Rubbini et al. 1990). Wir selbst hatten bei unseren Operationen besonders auf die Einhaltung der Radikalitätskriterien geachtet und keine Distanzen von 2 cm und weniger zwischen unterem Tumorrand und Resektionslinie am Präparat geduldet. Die in der eigenen Studie beobachtete lokale Rezidivrate lag daher nach 5 Jahren auch nur bei 9 %, was die Einhaltung der Radikalitätskriterien nachträglich besonders hervorhebt, wie dies auch von Heald (1987) betont wurde.

Auf einige technische Entwicklungen soll noch kurz eingegangen werden: Double-Stapling-Technik (Knight u. Griffin 1981; Knight et al. 1991); Triple-Stapled-Technik (Julian et al. 1989) sowie kolorektaler bzw. koloanaler Pouch (Lazorthes et al. 1986; Fazio 1991).

Die Pouchbildung soll primär die Rektumampulle rekonstruieren und damit den bei sehr tiefen Anastomosen zumindest anfänglich vorhandenen Verlust der Reservoirfunktion voll aufheben. Langzeitergebnisse über den Wert dieser Operationsstrategie stehen noch aus. Zum einen gewinnt auch der Patient mit einfacher, sehr tiefer kolorektaler Anastomose nach einigen Monaten wieder eine gewisse Reservoirfunktion, zum anderen muß bei künstlichen Reservoirs eine Verstopfung diskutiert werden.

Die Triple-Stapled-Technik soll v. a. die Kontaminationsrate bei Darmresektionen im kleinen Becken senken. Bisher liegen nur experimentelle Befunde vor (Julian et al. 1989). Dagegen spricht, daß die septischen Komplikationen bei Rektumresektionen in klinischen Serien niedrig sind, wenn folgende Punkte beachtet werden: exakte präoperative Darmreinigung, v. a. durch orthograde Spülung, Antibiotikaprophylaxe, intraoperative lokale Reinigung und Desinfektion der Darmstümpfe und des kleinen Beckens. Nicht unerwähnt bleiben darf der erhöhte Materialaufwand an Staplereinsätzen, sowie die vermehrte Zahl an verbleibenden Klammern, die über eine erhöhte Induktion von Kollagenbildung im Nahtbereich Stenosen bedingen kann (Dziki et al. 1991).

Klinisch größere Serien sind mit der Double-Stapling-Technik vorgenommen worden. Knight et al. (1991) betonen die Verkürzung der Operationszeit, die einfache Handhabung sowie Vermeidung von septischen Komplikationen.

Moritz et al (1991) verglichen in einer kontrollierten Studie die einfachen EEA-Anastomose mit der Double-Stapling-Technik. Sie fanden Trends zugunsten der Double-Stapling-Technik bei dem Zielkriterium: sekundäre Anastomoseninsuffizienz. Bei relativ kleinen Zahlen pro Gruppe ließen sich Differenzen jedoch nicht statistisch signifikant absichern.

Wichtig erscheint die Erwähnung und der Hinweis auf die Bedeutung des Rektumstempels (Thiede 1991), der sowohl bei Handnähten wie bei End-zu-End-Staplernähten als auch bei Double-Stapling-Techniken die Einbringung von Nähten und Klammern im tiefen Rektumstumpf wesentlich erleichtert. Im Prinzip hat er die gleiche Wirkung wie die den Beckenboden ins Abdomen vordrängende Faust, deren Wirkung Fazio (1991) folgendermaßen beschrieben hat: „Perineal pressure will ‚elevate' the low rectal segment to facilitate construction of the anastomosis."

Literatur

Beart RW Jr (1991) Colo-anal procedure for rectal neoplasmas. In: Ravitch MM, Steichen FM, Welter R (eds) Current practice of surgical stapling. Lea & Febiger, Philadelphia London, pp 305–310

Beart RW, Kelly KA (1981) Randomized prospective evaluation of EEA stapler for colorectal anastomoses. Am J Surg 141:143–147

Bubrick MP, Corman ML, Cahill CJ, Hardy TG, Nance FC, Shatney CH, BAR Investigating Group (1991) Prospective, randomized trial of the biofragmentable anastomosis ring. Am J Surg 161:136–143

Cahill CJ, Betzler M, Gruwez J, Jeekel J, Patel J-C, Zederfeldt B (1989) Sutureless large bowel anastomoses: European experience with biofragmentable anastomosis ring. Br J Surg 76:344–347

Corman ML, Prager ED, Hardy ThG, Bubrick MP, Valtrac® (BAR) Study Group (1989) Comparison of the Valtrac biofragmentable anastomosis ring with conventional suture and stapled anastomosis in colon surgery. Results of a prospective, randomized clinical trial. Dis Colon Rectum 32:183–187

Dziki AJ, Duncan MD, Harmon JW et al. (1991) Advantages of handsewn over stapled bowel anastomosis. Dis Colon Rectum 34:442–448

Fazio VW (1991) Circular stapling techniques for low rectal and anal anastomoses. In: Ravitch MM, Steichen FM, Welter R (eds) Current practice of surgical stapling. Lea & Febiger Philadelphia London, pp 273–284

Hardy TG Jr, Aguilar PS, Stewart WRC (1987) Initial clinical experience with biofragmentable ring in sutureless bowel anastomosis. Dis Colon Rectum 30:55–61

Heald RJ (1987) Low stapled anastomosis: A means of improving pelvic dissection technique in rectal cancer surgery. In: Ravitch MM, Steichen FM (eds) Principles and practice of surgical stapling. Year Book Medical Publishers, Chicago London Boca Raton, pp 499–511

Jostarndt L, Thiede A, Lau G, Hamelmann H (1984) Die anorektale Kontinenz nach manueller und maschineller Anastomosennaht. Ergebnisse einer kontrollierten Studie in der Rektumchirurgie. Chirurg 55:385–390

Julian ThB, Kolachalam RB, Wolmark N (1989) The triple-stapled colonic anastomosis. Dis Colon Rectum 32:989–995

Knight CD, Griffin FD (1980) An improved technique for low anterior resection of the rectum using the EEA Stapler. Surgery 88:710–714

Knight CD, Griffin FD, Whitaker JM, Knight CD Jr (1991) Stapled colo-rectal anastomosis through stapled distal rectum. In: Ravitch MM, Steichen FM, Welter R (eds) Current practice of surgical stapling. Lea & Febiger, Philadelphia London, pp 295–304

Lazorthes F, Fages P, Chiotasso P, Lemozy J, Bloom E (1986) Resection of the rectum with construction of a colonic reservoir and colo-anal anastomosis for carcinoma of the rectum. Br J Surg 73:136–138

Luchtefeld MA, Milsom JW, Senagore A, Surrell JA, Mazier WP (1989) Colorectal anastomotic stenosis: Results of a survey of the ASCRS membership. Dis Colon Rectum 32:733–736

Moritz E, Achleitner D, Hölbling N, Miller K, Speil Th, Weber F (1991) Single vs. double stapling technique in colorectal surgery. A prospective randomized trial. Dis Colon Rectum 34:495–497

Nakahara S, Itoh H, Mibu R, Ikeda S, Oohata Y, Kitano K, Nakamura Y (1988) Clinical and manometric evaluation of anorectal function following low anterior resection with low anastomotic line using an EEA stapler for rectal cancer. Dis Colon Rectum 31:762–766

Ravitch MM (1991) Historical perspective and personal viewpoint. In: Ravitch MM, Steichen FM, Welter R (eds) Current practice of surgical stapling. Lea & Febiger, Philadelphia London, pp 3–11

Ravitch MM, Steichen FM, Welter R (1991) Current practice of surgical stapling. Lea & Febiger, Philadelphia London

Rosen CB, Beart RW, Ilstrup DM (1985) Local recurrence of rectal carcinoma after hand-sewn and stapled anastomoses. Dis Colon Rectum 28:305–309

Rubbini M, Vettorello GF, Guerrera C et al. (1990) A prospective study of local recurrence after resection and low stapled anastomosis in 183 patients with rectal cancer. Dis Colon Rectum 33:117–121

Schubert G, Klima J, Schmidt L, Thiede A (1992) Kolonanastomosen mit dem neuen biofragmentierbaren Valtrac-Ring. Indikation, Technik und erste Erfahrungen mit 151 Anastomosen. Chir Praxis 45:53–64

Steichen FM (1991) Inspiration and rationale for the development of mechanical sutures. In: Ravitch MM, Steichen FM, Welter R (eds) Current practice of surgical stapling. Lea & Febiger, Philadelphia London, pp 13–22

Thiede A (1992) Rectumstempel. Ein einfaches Instrument zur Erleichterung von Rekonstruktionen der colorectalen Passage im kleinen Becken. Chirurg 63:72–73

Thiede A, Jostarndt L, Schröder D, Schubert G, Hamelmann H (1987) Prospective and controlled studies in colorectal surgery: A comparison of hand-sutured and stapled rectal anastomoses. In: Ravitch MM, Steichen FM (eds) Principles and practice of surgical stapling. Year Book Medical Publishers, Chicago London Boca Raton, pp 432–462

Thiede A, Schubert G, Klima L (1991) Enterale Anastomosen mit dem biofragmentierbaren Valtrac-Ring. Chirurg 62:819–824

Wolmark N (1987) Comparison of stapling and manual anastomoses after resection for malignant disease of colon and rectum. In: Ravitch MM, Steichen FM (eds) Principles and practice of surgical Stapling. Year Book Medical Publishers, Chicago London Boca Raton, pp 463–479

Double-Stapling-Technik bei der Rektumresektion

H. J. Wedell, N. Lux und J. Reichmann

Im Jahre 1980 beschrieben Knight u. Griffen eine Technik für die Resektionen am Rektum unter Anwendung der Klammernahtgeräte EEA und TA-55. 1983 legten Cohen et al. erstmals einen Ergebnisbericht über 26 Patienten vor, die sie in der von Knight und Griffen angegebenen Technik operiert hatten. Ihre Arbeit trug den Titel „Double stapling technic for low anterior resection", womit diese spezielle Anastomosentechnik ihren zutreffenden und bis heute gebräuchlichen Namen erhielt.

Wir haben diese Anastomosentechnik sehr früh aufgegriffen und konnten bereits im Oktober 1983 anläßlich des Symposiums der Arbeitsgemeinschaft für CAO in Göttingen über unsere ersten 85 operierten Patienten berichten.

Die Anastomosentechnik mittels Doppelstaplerklammernaht hat sich in Deutschland nicht so recht durchsetzen können. Noch vor einigen Jahren auf dem Deutschen Chirurgenkongreß riet Herfarth bei der Diskussion um die Klammernahtanastomosen von der Doppelklammernaht in Anbetracht ihrer mangelnden Radikalität ab. Auch Gall meint, daß die Doppelkammernaht, was ihre Radikalität anbelangte, möglicherweise mit einer gewissen Unsicherheit belastet sei.

Aufgrund von Studien zum Rektumkarzinom in Form der CAO- oder der SGKRK-Studie – beide bisher noch nicht veröffentlicht – wird der Doppelklammernahtanastomose eine Insuffizienzrate von 33% im Vergleich zur Handnaht von 17% und der einfachen Staplernaht von 11% angelastet (Herfarth 1989). Erfahrungen zahlreicher Kliniken wie die jüngste prospektive kontrollierte und randomisierte Studie aus der Salzburger Klinik sehen demgegenüber keine signifikanten Unterschiede in der Doppel- und Einfachklammernaht, sowohl was die Zahl der Lokalrezidive wie die der Insuffizienzen anbelangt (Cohen et al. 1983; Dittrich et al. 1991; Feinberg et al. 1986; Griffin et al. 1990; Moran et al 1991; Moritz et al. 1991; Penninckx et al. 1984; Schafmayer et al. 1989; Wedell et al. 1986).

Insofern ist es von besonderer Tragweite und Bedeutung, daß Goldberg in seinen Untersuchungen über die Doppelklammernahtanastomosen ebenfalls zu sehr positiven Ergebnissen gekommen ist.

Ist also die Doppelklammernahtanastomose doch besser als ihr Ruf?

Wir haben in all den Jahren keinen Anlaß dafür gesehen, die Technik der Doppelklammernahtanastomosen zu verlassen und auf ihre Vorteile zu verzichten.

Krankengut

An der Klinik für Allgemein- und Thoraxchirurgie des Akademischen Lehrkrankenhauses Herford haben wir von 1981–1991 insgesamt 268 Resektionen im tiefen Sigma- bzw. Rektumbereich durchgeführt. Dabei war die Indikation für die Double-Stapler-Anastomose sehr unterschiedlich. In der Mehrzahl jedoch handelte es sich um Karzinome im tiefen Sigma und Rektumbereich (Abb. 1). Im Folgenden soll speziell über unsere Erfahrungen und Ergebnisse der Jahre 1985–1991 mit der Double-Stapler-Anastomosentechnik beim tiefen Sigma- und Rektumkarzinom berichtet werden. Es wurden in diesem Zeitraum 88 anteriore und 95 tiefe anteriore Resektionen durchgeführt. Die Abb. 2 zeigt das Alter der operierten Patienten in den verschiedenen

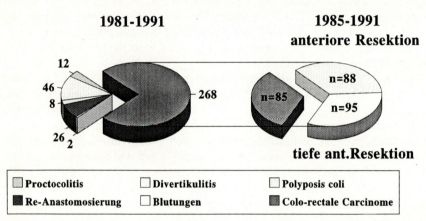

Abb. 1. Die verschiedenen Operationsindikationen für die Double-Stapler-Anastomosen

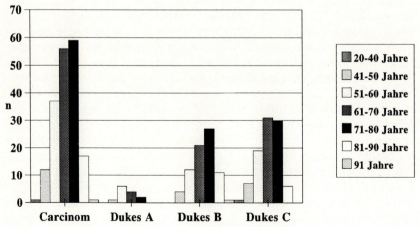

Abb. 2. Dukes-Stadium und Alter von 183 Patienten mit Double-Stapler-Anastomosen

Dezennien, hierbei ist v. a. das Überwiegen der 70- bis 80jährigen Patienten in unserem Krankengut zu beachten. Die Aufschlüsselung der 183 kurativ operierten Patienten ergibt ein Überwiegen des fortgeschrittenen Stadiums nach Dukes C mit 51,4%.

Intraoperative Komplikationen

Im Zusammenhang mit der kurativen Resektion der tiefen Sigma- und Rektumkarzinome und der Wiederherstellung der Kontinuität durch Double-Stapler-Anastomosen bei 183 Patienten soll nachfolgend über die Komplikationen, die intraoperativ auftraten, berichtet werden (Tabelle 1).

Gerätebedingte Komplikationen stellte die Rektumperforation in 2 Fällen, Maschinendefekte des TA-55 ebenfalls in 2 Fällen sowie ein verhaktes EEA-Gerät in 3 Fällen dar. Die Rektumperforation ist gewissermaßen eine Altlast des früher gebräuchlichen starren EEA-Gerätes. Bei sehr starker Beckenkrümmung und nicht genügend gestrecktem Rektumstumpf infolge unzureichender tiefer Mobilisation war beim forcierten Hochführen des Instrumentes die Perforation der Rektumhinterwand die Folge. Bei Gebrauch des starren EEA-Instrumentes mußte der Operateur daher das Rektum stets tiefer mobilisieren, als es vom Sicherheitsabstand notwendig war, um einer Perforation der Rektumhinterwand beim Hochführen des Gerätes vorzubeugen. Seit der Anwendung des neuentwickelten gebogenen Einmalgerätes haben wir diese Komplikationen nicht mehr beobachtet.

Der Maschinendefekt beim TA-55 ereignet sich leicht in jenen Fällen, bei denen man infolge des engen Beckens das TA-55-Klammernahtgerät an das tiefe Rektum nicht exakt rechtwinklig anlegen kann. Bei leicht verkantet angelegtem TA-55-Klammergerät und einem muskelstarken Rektum kommt es dann zu einem unvollständigen Klammerverschluß des Rektums. Um diese Komplikation zu vermeiden, führen wir jetzt bei sehr tiefem Rektumverschluß und engem Becken den linearen Klammerverschluß mit 2 TA-30-Instrumenten durch, die wir von beiden Seiten anlegen.

Ein nach Auslösen der Klammern verhaktes, d. h. nicht herausziehbares EEA-Gerät stellt eine mißliche Komplikation dar; das forcierte Herausziehen führt fast immer zu einer Läsion der Anastomose. Aus diesem Grunde ist es

Tabelle 1. Double-Stapler-Anastomosen beim Sigma- und Rektumkarzinom ($n = 183$): intraoperative Komplikationen

Intraoperative Komplikationen	Anzahl	
Anastomosenblutung	1	(0,5%)
Rektumperforation	2	(1,1%)
Maschinendefekt TA-55	2	(1,1%)
CEEA-Gerät verhakt	3	(1,6%)
Dehiszenz	7	(3,8%)
Unvollständige Nahtringe	8	(4,4%)

ratsam, das Gerät wieder komplett zu öffnen und den Gerätekopf durch eine separate Inzision oberhalb der Anastomose zu entfernen. Danach läßt sich das Gerät ohne Schwierigkeiten herausziehen. Der Fall einer Anastomosenblutung bei sehr tiefer anteriorer Resektion mußte durch separate transanale Umstechung versorgt werden.

Die inkompletten Klammernahtringe

Ein besonderes Problem stellen die unvollständigen Nahtringe dar. Komplette Nahtringe sind keine Garantie für die Intaktheit einer Anastomose. Auf der anderen Seite ist ein inkompletter Klammernahtring nicht in jedem Falle ein Zeichen für die Inkomplettheit der Anastomose. Bei Vorliegen von inkompletten Klammernahtringen ist eine entsprechende Einstellung der Anastomose sowie die Prüfung auf Dichtigkeit durch Luftinsufflation obligat. Eine dichte und ansonsten unauffällige Anastomose sollte trotz unvollständiger Nahtringe so belassen werden.

In unseren 7 Fällen von intraoperativ beobachteter Anastomosendehiszenz lag immer ein unvollständiger Nahtring vor.

In Abb. 3 haben wir die therapeutischen Konsequenzen, die wir aus diesen intraoperativen Komplikationen in Form von inkompletten Klammernahtringen bzw. Anastomosendehiszenz gezogen haben, dargestellt. In den 7 Fällen von Anastomosendehiszenz, bei denen es sich in allen Fällen um sehr tiefe anteriore Resektionen handelte, wurde die Dehiszenz peranal nach Einstellen der Anastomose übernäht und ein Entlastungskolostoma bzw. -ileostoma vorgeschaltet. Trotzdem mußte im weiteren postoperativen Verlauf einer dieser 7 Patienten wegen Komplikationen relaparotomiert werden.

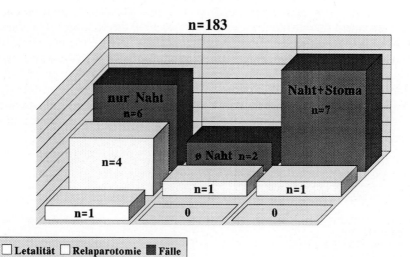

Abb. 3. Anastomosenbezogene intraoperative Komplikationen bei Double-Stapler-Anastomosen

Von den 8 Patienten mit inkompletten Klammernahtringen wurde bei 2 Patienten mit anteriorer Resektion und dichter Anastomose diese so belassen. Bei 6 Patienten mit sehr tiefer anteriorer Resektion wurden nach Einstellen der Anastomose unsicher erscheinende Anastomosenanteile mit zusätzlicher Naht versorgt. Trotz geprüfter Dichtigkeit der Anastomose mußten wegen postoperativer Komplikationen im Anastomosenbereich 4 der 6 Patienten relaparotomiert werden.

Postoperative Komplikationen

In Tabelle 2 sind die aufgetretenen postoperativen Komplikationen in Form von Dehiszenz, lokalem pelvinem Abszeß bzw. Anastomosenstenose aufgeführt. Bei der näheren Aufschlüsselung der Komplikationen hat uns interessiert, welche bereits auf intraoperativ beobachtete Komplikationen in Form von Dehiszenz und inkompletten Nahtringen zurückzuführen waren und welche Komplikationen trotz intraoperativ intakter Anastomosenverhältnisse postoperativ auftraten. Darüber hinaus haben wir diese Komplikationen getrennt aufgeschlüsselt und dargestellt für die anterioren bzw. sehr tiefen anterioren Anastomosen (Abb. 4 und 5).

Von den 88 Patienten mit anteriorer Resektion und Double-Stapler-Anastomose hatten 5 Patienten postoperative Komplikationen: 4 Patienten in Form von pelviner Abszeßbildung und Anastomosendehiszenzverdacht bei 1 Patienten. Der Patient mit Verdacht auf Anastomosendehiszenz war bereits intraoperativ aufgefallen durch einen unvollständigen Klammernahtring. Unter der Verdachtsdiagnose einer Anastomosendehiszenz wurde er relaparotomiert. Hierbei wurde keine Anastomosendehiszenz gefunden, sondern ein ausgedehntes, verflüssigtes Hämatom. Die Drainageflüssigkeit in den Sicherheitsdrainagen hatte die Insuffizienz vorgetäuscht. Von den 4 Patienten mit lokaler pelviner Abszeßbildung mußte einer relaparotomiert werden. Nach Ausräumung und Spülung des Abszesses kam es zu einem komplikationslosen Verlauf. Bei den übrigen 3 Patienten führte die Spülung des Abszesses über die eingelegten Drainagen zur komplikationslosen Ausheilung. Eine Letalität war bei diesen Komplikationen nach anteriorer Resektion nicht zu verzeichnen.

Wie Tabelle 2 zu entnehmen, kam es nach sehr tiefer anteriorer Resektion 8× zur Ausbildung eines pelvinen Abszesses und bei 9 Patienten zur Anastomosendehiszenz.

Tabelle 2. Double-Stapler-Anastomosen beim Sigma- und Rektumkarzinom ($n = 183$): postoperative Komplikationen

Postoperative Komplikationen	Anteriore Anastomose ($n = 88$)	Tiefe anteriore Anastomose ($n = 95$)
Dehiszenz	1* (1,1%)	9 (9,5%)
Lokaler Abszeß	4 (4,5%)	8 (8,4%)
Anastomosenstenose	2 (3,3%)	7 (7,3%)

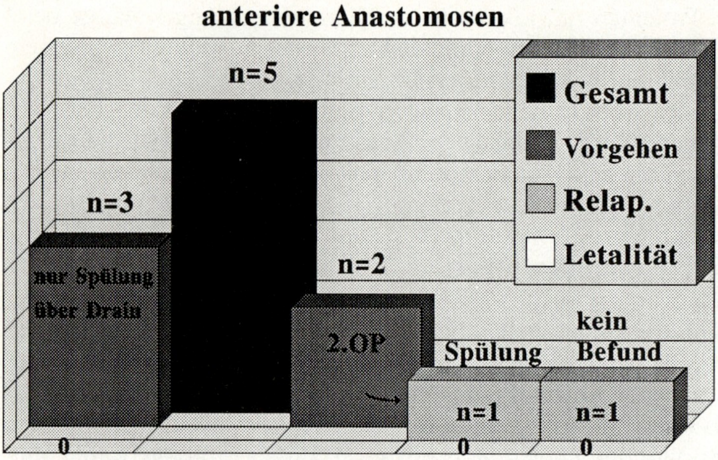

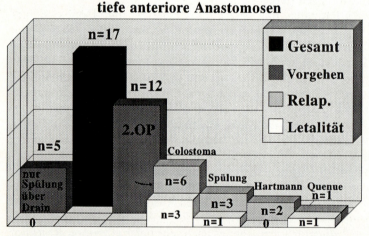

Abb. 4. Postoperative anastomosenbezogene Komplikationen nach anteriorer Resektion und Double-Stapler-Anastomosen

Abb. 5. Postoperative anastomosenbezogene Komplikationen nach sehr tiefer anteriorer Resektion und Double-Stapler-Anastomosen

Zu welchen therapeutischen Konsequenzen diese Komplikationen im einzelnen führten, ist in Abb. 5 dargestellt. Von den 9 Patienten mit Anastomosendehiszenz waren 4 Patienten bereits intraoperativ durch unvollständige Klammernahtringe aufgefallen, und hier hatte die intraoperative zusätzlich peranal gelegte Naht die postoperative Ausbildung der Anastomoseninsuffizienz nicht verhindern können. Bei 6 dieser 9 Patienten wurde ein Entlastungskolostoma vorgeschaltet, 3 Patienten verstarben trotzdem. Bei 2 Patienten wurde die Anastomose aufgehoben und eine Operation nach Hartmann durchgeführt. Bei einem weiteren Patienten wurde die Anastomose durch Rektumexstirpation aufgehoben; dieser Patient verstarb. Unter den 8 Patienten mit pelvinem Abszeß befand sich auch 1 Patient, der bereits intraoperativ durch eine Anastomosendehiszenz bei unvollständigem Klammernahtring aufgefallen war. Er mußte zusammen mit 2 weiteren Patienten relaparotomiert werden, wobei der Abszeß ausgeräumt und gespült wurde. Einer der drei Patienten verstarb im weiteren Verlauf. Bei den übrigen 5 Patienten mit pelvinem Abszeß gelang es, durch Spülung der eingelegten Drainagen den Abszeß zur Ausheilung zu bringen.

Anastomosenstenose

Die beobachteten 9 Fälle von Anastomosenstenosen, 2 nach anteriorer und 7 nach tiefer anteriorer Resektion, traten in 7 Fällen bei Patienten auf, die intra- bzw. postoperative Komplikationen im Anastomosenbereich zu verzeichnen hatten.

Die beiden röntgenologisch nachgewiesenen relativen Stenosen nach anteriorer Resektion waren funktionell ohne Belang für die Patienten.

Von den 7 Patienten mit Anastomosenstenose nach sehr tiefer anteriorer Resektion hatten 3 keinerlei funktionelle Beeinträchtigung. Bei 2 von 4 Patienten führte die Dilatation der Anastomose im weiteren Verlauf zur Beschwerdefreiheit. Bei 2 Patienten bestand auch nach Dilatation noch eine stark narbig fixierte tiefe Stenose, die in funktioneller Hinsicht zu einer spürbaren Beeinträchtigung der Sphinkterfunktion führte. In beiden Fällen bestand eine Inkontinenz bei der Differenzierung zwischen Abgang von dünnerem Stuhl und Flatus. Aufgrund unserer Erfahrung stellt ein ausgedehnter pelviner Abszeß bei sehr tiefer anteriorer Resektion im Zuge seiner Ausheilung die Hauptgefahr für die Entwicklung einer Stenose im Anastomosenbereich dar.

Die Gesamtletalität bei 183 Patienten nach kurativer tiefer Sigma- und Rektumresektion mit der Double-Stapler-Anastomosentechnik ergibt eine Gesamtletalität von 8,2 %, wobei die anastomosenbezogene Letalität bei 5,4 % liegt (Tabelle 3).

Tabelle 3. Double-Stapler-Anastomosen beim Sigma- und Rektumkarzinom ($n = 183$): Letalität

Letalität	n	%
Dehiszenz	5	2,7
Sepsis	2	1,1
Kolonnekrose	1	0,6
Nachblutung	3	1,6
Kardiopulmonal	4	2,2
Gesamt	15	8,2

Die Nachuntersuchung der 168 überlebenden Patienten über einen Zeitraum von 6–84 Monaten ergab eine Lokalrezidivrate von 8,8%.

Schlußfolgerung

Die sehr tiefe anteriore Rektumanastomose bleibt nach wie vor der neuralgische Punkt in der restaurativen Chirurgie des Rektumkarzinoms. Die jüngste technische Weiterentwicklung der Klammernahtgeräte wie auch die Anwendung neuer Klammernahttechniken, ob singuläre oder Doppelklammernaht, haben daran wenig geändert. Analoges gilt ebenso für die verschiedenen Techniken der handgenähten Anastomose, ob als abdominelle tiefe oder koloanale Anastomose. Beispielhaft hierfür mögen die Ergebnisse einer so renommierten Institution wie des St. Marks-Hospitals in London sein. Sweeney et al. (1989) berichteten über eine pelvine Sepsisrate von 40,5%, eine partielle oder komplette Anastomoseninsuffizienz von 47,6% für die tiefe koloanale Anastomose, wobei sich ihre operative Mortalität von 2,4% noch überraschend niedrig ausnimmt.

In der kolorektalen Chirurgie erfahrene Operateure werden vorbehaltlos den Ausführungen Golighers zustimmen. In einem „Invited Commentary" (Goligher 1990) schrieb er zu dieser Problematik sehr treffend:

„„Aufgrund meiner eigenen, nicht unbeträchtlichen Erfahrung muß ich warnen, daß, wenn man genug sehr tiefe sphinktererhaltende Rektumresektionen durchgeführt hat – mit welcher Methode auch immer –, besonders bei älteren Patienten, es schwierig ist, eine gewisse Morbidität und auch Mortalität und von Fall zu Fall enttäuschende funktionelle Ergebnisse zu vermeiden."

Literatur

Cohen Z, Myers E, Langer B, Taylor B, Railton RH, Jamieson C (1983) Double stapling technique for low anterior resection. Dis Colon Rectum 26:231–235

Dittrich K, Tuchmann A, Armbruster Ch, Blausteiner W, Kriwanek St, Dinste K (1991) Double stapling technique in anterior resection. Acta chir aust 23 (Suppl 93):11

Feinberg SM, Parker F, Jamieson CG et al. (1986) The double stapling technique for low anterior resection of rectal carcinoma. Dis Colon Rectum 29:885–890

Foster GE, Kane JF (1991) Is a cross stapled rectal anastomosis safe? Acta chir aust 23 (Suppl 93):9

Goligher JC (1990) Invited commentary. World J Surg 14/5

Griffen FD, Knight ChD, Whitaker JM, Knight ChD jr (1990) The double stapling technique for low anterior resection. Dis Colon Rectum 33:745–752

Herfarth Ch (1989) Anastomosentechniken bei tiefer Rektumresektion. Langenbecks Arch Chir (Kongreßbereich 1989) (Suppl) 2:697–784

Knight CD, Griffen FD (1980) An improved technique for low anterior resection of the rectum using the EE stapler. Surgery 88:710–714

Moran B, Bridgeman H, Blenkinsop J, Finnis D (1991) A double stapling technique for anterior resection of rectal carcinoma does not result in an increase in local recurrence rate. Acta chir aust 23 (Suppl 93):9

Moritz E, Achleitner D, Ibing NH, Miller K, Speil Th, Weber F (1991) Single vs. double stapling technique in colorectal surgery. Dis Colon Rectum 34:494–497

Penninckx F, Kerremaus RP, Geboes KJ (1984) The healing of single and dougle-row stapled circular anastomoses. Dis Colon Rectum 27:714–719

Schafmayer A, Höhler H, Schlemminger R, Schleef J (1989) Stapler-abhängige Operationsverfahren im kolorektalen Bereich. Langenbecks Arch Chir (Kongreßbericht 1989) (Suppl) 2:379–383

Sweeney JL, Ritchie J, Hawley PR (1989) Resection and sutured peranal anastomosis for carcinoma of the rectum. Dis Colon Rectum 32:103–106

Wedell HJ, Meier zu Eissen P, Banzhaf G, Schlageter M (1986) Anteriore und tiefe anteriore Resektion in der Double staple-Technique. In: Ulrich B, Winter J (Hrsg) Klammernaht-Technik: Thorax-Abdomen. Enke, Stuttgart, S 144–148

Der ileoanale Pouch in der Klammernahttechnik – Ergebnisse

J. Stern, H. J. Buhr und Ch. Herfarth

Klammernahtgeräte werden in der gastrointestinalen Chirurgie immer häufiger eingesetzt. Die zahlreichen Publikationen zur technischen Anlage eines ileoanalen Pouches demonstrieren, wie häufig hierbei Klammernahtgeräte zum Einsatz kommen. Das aufwendige operative Verfahren gilt heute bei schwerem Verlauf einer Colitis ulcerosa oder bei der familiären Adenomatosis coli als Verfahren der ersten Wahl [3, 24]. Es soll im folgenden eine Abwägung erfolgen, wo die Vorteile moderner Klammernahtgeräte gegenüber der konventionellen Handnaht liegen.

Als erstes stellt sich die Frage, ob die Verwendung von Klammernahtgeräten eine Alternative – eine Konkurrenz – zur Handnaht darstellt oder ob es gar Differentialindikationen für die Anwendung bei dieser Operation gibt [22]?

Klammernahtgeräte kommen bei der ileoanalen Pouchoperation bei 3 Operationsabschnitten prinzipiell zur Anwendung. Dies ist einmal bei der Darmresektion, dann bei der Pouchkonstruktion, und weiter besteht die Möglichkeit, auch die pouchanale Anastomose mit einem Stapler auszuführen [2, 5, 9, 20, 26].

Ablative Phase

Kolektomie

Der erste wesentliche Abschnitt der Operation ist die ablative Phase der Koloproktektomie. Die Durchtrennung des Darmes erfolgt proximal an der Einmündung des terminalen Ileums in das Zäkum, zum zweiten distal im unteren Abschnitt des Rektums. An beiden Stellen können Klammernahtgeräte prinzipiell Anwendung finden. Ganz konventionell ist es möglich, den Darm zwischen 2 Darmklemmen einfach zu durchtrennen. Es ist jedoch von Vorteil, hierbei das terminale Ileum als Vorbereitung zur späteren Pouchoperation bei diesem Vorgang gleich zu verschließen. Hierzu kann proximal ein TA-Stapler zur Anwendung kommen, während distal konventionell eine Klemme gesetzt wird. Dieser Arbeitsgang läßt sich zusätzlich vereinfachen, wenn man einen selbstschneidenden GIA-Apparat anwendet.

Neben der Operationszeit sind jedoch auch die Kosten zu bedenken. Verschließt man das terminale Ileum von Hand, sind hierfür Materialien in der

Größenordnung zwischen DM 10,- und DM 30,- zu berechnen. Benützt man einen TA- oder GIA-Stapler, fallen Kosten in der Größenordnung von DM 170,- an. Betrachtet man alle diese Faktoren, so scheint die Anwendung des GIA-Gerätes die bequemste und rationellste Lösung.

Rektumresektion und Proktomukosektomie

Beim Absetzen des Darmes im Bereich des Rektums ist die Problematik deutlich vielschichtiger, da das Vorgehen von der prinzipiell gewählten rekonstruktiven Methode abhängig ist. Ganz wesentlich ist, ob im weiteren eine Proktomukosektomie erfolgt oder ob auf diese verzichtet wird. In vielen Zentren wird üblicherweise das untere Rektum zum sicheren Erhalt des Sphinkterorgans mukosektomiert, die Durchtrennung der Darmwand geschieht dabei offen [9].

Einige Arbeitsgruppen verzichten auf eine Mukosektomie, erreichen jedoch Radikalität, indem sie im untersten Abschnitt intrasphinktär präparieren und den Rektumstumpf dann transanal evertieren. Danach wird extrasphinktär die für die pouchanale Anastomose notwendige Tabaksbeutelnaht gelegt und schließlich beim Abschießen des EEA-Staplers dieser untere Rektumanteil radikal entfernt [2, 20]. Andere Arbeitsgruppen verzichten auf eine solche Radikalität. Sie präparieren das Rektum weit nach unten, verschließen es dann aber mit einem geraden Nahtgerät (z. B. Rotikulator). Im weiteren Verlauf wird damit bei der sog. Double-Stapling-Methode eigentlich eine tiefe pouchrektale Anastomose angelegt [12, 13, 22, 26].

Rekonstruktive Phase

Bildung des Ileumersatzreservoirs

Ein entscheidener Schritt der Operation ist die Bildung eines neuen Stuhlreservoirs. Hierzu ist die Ausführung langer Dünndarmanastomosen grundlegend. Diese können prinzipiell von Hand angefertigt, aber auch mit Nahtgeräten ausgeführt werden. Die Variationen der in der Literatur mitgeteilten Pouchdesigns sind vielfältig [8, 9].

Wir wollen uns auf die wesentlichsten und am häufigsten angewendeten Formen beschränken, dies sind der J-Pouch, der S-Pouch, der W-Pouch und auch der Kockpouch. Wesentlich für die spätere Funktion ist das Reservoirlumen. Dieses spielte bei der Entwicklung der verschiedenen Designs eine wesentliche Rolle [1, 5, 6, 11, 14–16, 18, 21, 25].

Experimentelle Untersuchungen zum Pouchvolumen

Wir haben in einer experimentellen Untersuchung geprüft, wie sich die Nahtmethode (Handnaht versus Staplertechnik) auf die Größe des erreichbaren Volumens wie auch auf die notwendige Operationszeit auswirkt. Als Material für die standardisierte Durchführung wählten wir präparierten Schweinedarm, wie er z. B. in chirurgischen Nähkursen Anwendung findet. Die Ausgangslänge betrug immer 40 cm Dünndarm, was einem Ausgangsdarmvolumen von 300 ml entsprach.

Als Pouchformen wurden J- und Kockpouch sowie S- und W-Pouch gewählt. Die Handnaht erfolgte zweireihig fortlaufend mit 2 × 0 resorbierbarem Material. Als Nahtmaschinen kamen für den J-Pouch GIA-Apparate; für die Konstruktion der komplexeren Kock-, S- und W-Designs TA-Stapler zur Anwendung. Die Untersuchungen wurden von der Firma Autosuture Deutschland unterstützt. Die untersuchten Zielgrößen waren das erreichbare Reservoirvolumen und der notwendige operative Zeitaufwand.

Reservoirvolumen und Design

Die prozentuale Änderung des Ausgangsvolumens (300 ml) in Abhängigkeit von der Nahtmethode ist in Abb. 1 dargestellt. Man erkennt deutlich, daß die Volumina sämtlicher handgenähter Pouchvarianten unterhalb der mit Stapler erreichbaren Volumina liegen. Bei der Handnaht ergibt sich eine eindeutige Abhängigkeit vom gewählten Design, wobei beim J-Pouch sogar das Aus-

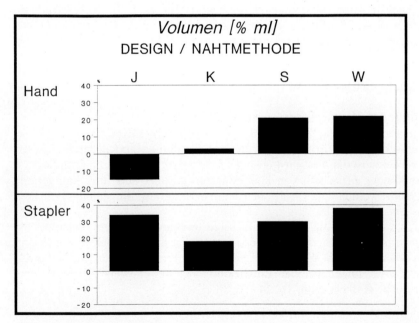

Abb. 1. Vergleich der erreichbaren Volumenzunahme unter Anwendung der Handnaht (zweireihig, fortlaufend) bzw. von Nahtmaschinen (*J* GIA; *K, S, W* TA). Das Endvolumen ist abhängig vom Design. Maschinengefertigte Varianten sind größer. Der GIA-gefertigte J-Pouch entspricht dem TA-gefertigten W-Pouch

gangsvolumen durch die Naht verkleinert wird, beim Kockpouch bleibt es gleich, die S- und W-Varianten führen jedoch zu einer Vergrößerung des Reservoirs (zunehmende Annäherung an eine Kugelform).

Kommen Nahtapparate zur Anwendung, ist außer der Komplexheit der Konstruktion auch die Art der verwendeten Nahtmaschine von Bedeutung. Beim Kock-, S- und W-Pouch findet sich wieder Design-abhängig eine Zunahme des Volumens, die deutlich über der von Hand genähten Variante liegt. Der J-Pouch (selbstschneidender GIA) hat erstaunlicherweise fast die gleiche Zuwachsrate wie der weit komplexere W-Pouch (TA-Stapler). Dies ist auf die rationelle Durchführung mit geringem Wandverlust bei der Nahtbildung aufgrund des einfachen Designs zurückzuführen.

Operativer Zeitaufwand in Abhängigkeit von Nahtmethode und Reservoirform

Betrachtet man den notwendigen Zeitaufwand (Abb. 2) für die Pouchherstellung, so demonstriert sich klar die Überlegenheit der Nahtgeräte. Die notwendige Operationszeit für die Konstruktion der Ileumreservoire liegt, selbst beim komplizierten W-Pouch, unter der Hälfte der entsprechenden handgenähten Variante. Auch das komplizierteste, mit Nahtmaschinen gefer-

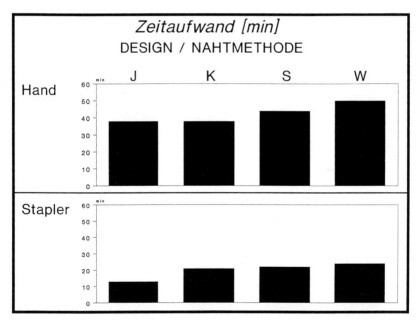

Abb. 2. Vergleich der notwendigen Operationszeit abhängig von der Nahtmethode und dem Pouchdesign. Der Zeitaufwand ist abhängig von der Komplexheit des Designs. Die Anwendung von Staplergeräten ergibt eine signifikante Zeitersparnis

Tabelle 1. Pouchkonstruktion, klinische Erfahrung

IAP (1/82–5/92)	$n = 201$	
	$J = 195$	
Seit 1/89: GIA	$S = 3$	
J-Pouch	Operationszeit	n
Hand	295 min	32
GIA	245 min	32
Komplikationen	2 Blutungen	
	2 Perforationen	
	1 unvollständige Durchtrennung	

tigte Modell ist immer noch deutlich schneller fertigzustellen als das einfachste, von Hand genähte Design.

Die anfallenden Materialkosten sind für die handgenähten Pouchformen relativ gering. Sie liegen je nach Design zwischen DM 20,– und DM 80,–. Kommen Stapler zur Anwendung, so liegen die Beträge deutlich höher und schwanken zwischen DM 500,– für den J-Pouch bis DM 1200,– für den W-Pouch. Diesen Aufwendungen stehen die entsprechenden Kosten der unterschiedlich langen Operationszeiten gegenüber [4]. Als rationellstes Design erscheint der Stapler-gefertigte J-Pouch, der ein maximales Volumen in der kürzesten Zeit ermöglicht.

Klinische Daten: Operationszeit und Nahtmethode

Von 1/82 bis 5/92 wurden an unserer Klinik 201 ileoanale Pouchoperationen durchgeführt. Weit überwiegend ($n = 195$) wurde ein J-Pouch angelegt, nur 3mal verwendeten wir einen S-Pouch. Seit Januar 1991 kommt routinemäßig bei der Pouchkonstruktion der GIA-Nähapparat zum Einsatz. Vergleicht man nun die Operationszeiten für die ersten 32 sämtlich handgenähten Pouches mit den nachfolgenden 32 (Tabelle 1), so sieht man, daß es zu einer deutlichen Zeiteinsparung in diesem Zeitraum kommt: Es erfolgt eine Reduktion von fast 5 auf etwa 4 h. Sicherlich sind außer der Anwendung von Nähapparaten für die Pouchkonstruktion zusätzliche Faktoren ursächlich, aber zweifelsohne trägt die Stapleranwendung wesentlich dazu bei [23].

Kontinuitätswiederherstellung durch pouchanale Anastomose

Der letzte Abschnitt der Operation betrifft die pouchanale Anastomose zur Kontinuitätswiederherstellung. Wir führen sie in aller Regel konventionell, transanal mit Einzelknopfnähten durch. Hierbei wird die Mukosa der Linea dentata mit einem Stück Sphinktermuskulatur gefaßt und dann die Pouchwand allschichtig gestochen [7, 8, 22].

Tabelle 2. Pouchanale Anastomose

	Vorteile	Nachteile
Mit Mukosektomie		
Konventionell	Radikal	Zeit ↑
Transanal p.-string/EEA	(Radikal)	Zeit ↑
Ohne Mukosektomie		
Extraanal p.-string/EEA	Radikal	Zeit ↑
„double stapling" (Roticulator, EEA)	Zeit ↓ (einfach)	Nicht radikal

Chir. Univ.-Klinik Heidelberg

Auch hier ist prinzipiell der Einsatz von Nahtmaschinen möglich. Parallel zur oben beschriebenen Vorgehensweise kann transanal etwa $1\,^1/_2 - 2$ cm oberhalb der Linea dentata (die Proktomukosektomie wird dabei weniger radikal durchgeführt) eine Tabaksbeutelnaht gelegt werden. Hiernach kann ein EEA-Stapler zum Einsatz kommen. Bei radikaler Präparation im Bereich der Rektumwand und Eversion des Rektumstumpfes transanal kann technisch auch auf eine Mukosektomie verzichtet werden. Hierzu ist jedoch die intersphinktäre Präparation notwendig. Die Tabaksbeutelnaht wird dann extraanal kurz oberhalb der Linea dentata gestochen, extraanal am Stapler bei abgenommenem Kopf geknotet, und dann wird das Nahtgerät transanal eingeführt und hierbei der Analkanal reponiert. Es folgt das Aufstecken des Staplerkopfes, der zuvor im Pouch befestigt wurde [2].

Weniger radikal ist das Vorgehen beim eigentlichen Double-Stapling-Verfahren. Wie oben beschrieben, wird hier das Rektum tief über einer geraden Staplernaht (z. B. Roticulator) abgesetzt und dann durch den Rektumstumpf hindurch die EEA-Stapler-Anastomose vorgenommen. Die Verwendung von Nahtmaschinen kann zumindest teilweise das operative Vorgehen beschleunigen und vereinfachen. Begründete medizinische Bedenken müssen aber beachtet werden. So mag z. B. das Double-Stapling-Verfahren bei geringer entzündlicher Kolitisaktivität im Rektum eine akzeptable Lösung darstellen, bei schweren Entzündungen oder bei familiärer Adenomatosis coli ist die geringere Radikalität gegenüber der Grunderkrankung von überwiegender Bedeutung. Prinzipielle medizinische Forderungen, Materialkosten und notwendige Operationszeit müssen hier gegeneinander abgewogen werden (Tabelle 2) [5, 10, 13, 17, 19, 27].

Schlußbetrachtung

Es gibt zahlreiche Situationen, bei denen sich Nahtmaschinen bei der ileoanalen Pouchoperation anwenden lassen. Das Staplerverfahren ist technisch sicher. Der operative Schritt wird in der Regel vereinfacht und es kann Zeit eingespart werden. Allerdings müssen die entstehenden Systemkosten gegen den ansonsten entstehenden operativen Zeitaufwand, bei der kontinuitätswiederherstellenden Anastomose jedoch auch wesentliche medizinische Gründe gegeneinander abgewogen werden [4, 22].

Von besonderem Interesse ist derzeit die rasante Entwicklung der laparoskopischen Operationsverfahren. Es sind bereits ileoanale Pouchoperationen auf diese Art durchgeführt worden. Der Einsatz technischer Geräte und insbesondere auch von Nahtmaschinen ist hierbei eine Conditio sine qua non. Die beim üblichen Operieren mögliche Zeitersparnis durch Einsatz von Nähapparaten könnte durch die neue Vorgehensweise evtl. verlorengehen. Andererseits sind auch andere Faktoren wie die Bewertung der Operation durch den Patienten von Bedeutung (z. B. subjektives Wohlbefinden, Verkürzung der stationären Liegezeiten). Vielleicht wird der psychologische Druck durch die Wünsche der Patienten an die Chirurgen in Zukunft eine nicht unwesentliche Rolle spielen. Die technische Entwicklung auf diesem Gebiet hat erst begonnen.

Literatur

1. Becker JM, Hillard AE, Mann FA, Kestenberg A (1985) Functional assessment after colectomy, mucosal proctectomy, and endorectal ileoanal pull-through. World J Surg 9:598–605
2. Braun J, Schumpelick V (1992) Die direkte ileumpouchanale Anastomose bei der Colitis ulcerosa. Chirurg 63:361–367
3. Dozois RR, Kelly KA, Welling DR et al. (1989) Ileal pouch-anal anastomosis: comparison of results in familial adenomatous polyposis and chronic ulcerative colitis. Ann Surg 210:268–273
4. George WD et al. (1991) Suturing or stapling in gastrointestinal surgery: A prospective randomized study. Br J Surg 78:337–341
5. Hallgren T, Fasth S, Nordgren S, Öresland T, Hultén L (1990) The stapled ileal pouch-anal anastomosis. A randomized study comparing two different pouch designs. Scand J Gastroenterol 25:1161–1168
6. Harms BA, Pahl AC, Starling JR (1990) Comparison of clinical and compliance characteristics between S and W ileal reservoirs. Am J Surg 159:34–40
7. Herfarth C, Stern J (1986) Die kontinenzerhaltende Proktocolektomie. Chirurg 57:263–270
8. Herfarth C, Stern J (1988) Rectumersatz durch Dünndarm – Das intrapelvine Reservoir. Chirurg 59:133–142
9. Herfarth C, Stern J (1990) Colitis ulcerosa – Adenomatosis coli. Funktionserhaltende Therapie. Springer, Berlin Heidelberg New York Tokyo
10. Keighley MRB, Winslet MC, Yoshioka K, Lightwood R (1987) Discrimination is not impaired by excision of the anal transition zone after restorative proctocolectomy. Br J Surg 74:1118–1121
11. Keighley MRB, Yoshioka K, Kamiot W (1988) Prospective randomized trial to compare the stapled double lumen pouch and the sutured quadruple pouch for restorative proctocolectomy. Br J Surg 75:1008–1011
12. Landi E, Fianchini A, Landa L, Marmorale C, Corradini G, De Luca S, Piloni V (1990) Proctocolectomy and stapled ileo-anal anastomosis without mucosal proctectomy. Int J Colorect Dis 5:151–154

13. Lavery IC, Tuckson WB, Easley KA (1989) Internal anal sphincter function after total abdominal colectomy and stapled ileal pouch-anal anastomosis without mucosal proctectomy. Dis Colon Rectum 32:950–953
14. Levitt MD, Lewis AAM (1991) Determinants of ileoanal pouch function. Gut 32:126–127
15. McHugh SM, Diamant NE, McLeod R, Cohen Z (1987) S-Pouches vs. J-Pouches. A comparison of functional outcomes. Dis Colon Rectum 30:671–677
16. Nicholls RJ, Pezim ME (1985) Restorative proctocolectomy with ileal reservoir for ulcerative colitis and familial adenomatous polyposis. A comparison of three reservoir designs. Br J Surg 72:470–476
17. O'Connell PR, Williams NS (1991) Mucosectomy in restorative proctocolectomy. Br J Surg 78:129–130
18. Öresland T, Fasth S, Nordgren S, Hallgren T, Hultén L (1990) A prospective randomized comparison of two different pelvic pouch designs. Scand J Gastroenterol 25:986–996
19. Phillips RKS (1991) Pelvic pouches. Br J Surg 78:1025–1026
20. Raguse T, Braun J (1986) Zum Kontinenzerhalt im operativen Therapiekonzept der Colitis ulcerosa und Adenomatosis coli et recti. Med Welt 37:1353–1359
21. Sagar PM, Holdsworth PJ, Godwin GR, Quirke P, Smith AN, Johnston D (1992) Comparison of triplicated (S) and quadruplicated (W) pelvic ileal reservoirs. Gastroenterology 102:520–528
22. Seow-Choen, Tsunoda A, Nicholls RJ (1991) Prospective randomized trial comparing anal function after hand sewn ileoanal anastomosis with mucosectomy versus stapled ileoanal anastomosis without mucosectomy in restorative proctocolectomy. Br J Surg 78:430–434
23. Soper NJ, Kestenberg A, Becker JM (1988) Experimental ileal J-pouch construction. Dis Colon Rectum 31:186–189
24. Stern J, Buhr HJ, Herfarth Ch (1991) Chirurgische Therapie der Colitis ulcerosa – Neue technische und pathophysiologische Aspekte. Internist 32:540–548
25. Tuckson WB, Fazio VW (1991) Functional comparison between double and triple ileal loop pouches. Dis Colon Rectum 34:17–21
26. Williams NS (1989) Stapling technique for pouch-anal anastomosis without the need for pursestring sutures. Br J Surg 76:348–349
27. Williams NS, Marzouk DE, Hallan RI, Waldron DJ (1989) Function after ileal pouch and stapled pouch-anal anastomosis for ulcerative colitis. Br J Surg 76:1168–1171

Kolorektaler, koloanaler Pouch

A. Thiede

Einleitung

Bestimmte tiefsitzende Rektumkarzinome lassen sich durch Resektionsbehandlung kontinuitätserhaltend unter voller Berücksichtigung der Radikalität operieren. Immer wenn koloanale oder sehr tiefe kolorektale Anastomosen mit einem Rektumstumpf von maximal 2–3 cm resultieren, ist in Abhängigkeit von der Lokalisation der Anastomose und dem verbliebenen Rektumstumpf zumindestens passager mit postoperativen Kontinenzstörungen zu rechnen. Dies beruht auf der weitgehenden oder völligen Entfernung des Rektumreservoirs. Sind die beiden anderen Parameter, von denen die ungestörte Stuhlkontinenzfunktion zusätzlich abhängt – nämlich die Analsensibilität und die Sphinkterfunktion – vollkommen intakt, so kann die anfängliche Stuhlinkontinenz weitgehend in einigen Monaten ausgeglichen werden, wie die manometrischen Untersuchungen von Jostarndt et al. (1984) nach sehr tiefen anterioren Resektionen gezeigt haben. Dennoch ist gerade bei alten Menschen v. a. mit koloanalen Anastomosen längerfristig eine erhöhte Stuhlfrequenz und eine partielle Stuhlinkontinenz, die zum Tragen von Vorlagen Anlaß gibt, zu beobachten.

Dieses Problem wird potenziert, wenn eine altersbedingte Schließmuskelschwäche, eine Herabsetzung der Analsensibilität, eine Wundheilungsstörung oder eine sekundäre Leckage interferrieren.

Das Konzept des kolorektalen bzw. koloanalen Pouches zielt darauf hin, bei diesen sehr tiefen Anastomosen das Reservoir primär durch einen J-Pouch wiederherzustellen, um das Kontinenzdefizit so gering wie möglich zu halten (Lazorthes et al. 1986).

Material und Methoden

Bei 14 Patienten (Alter: $\tilde{x} = 69$ Jahre, 55–78; Geschlechtsverteilung: 9 Frauen, 5 Männer) mit sehr tief sitzenden makroskopisch kurativ resezierbaren Rektumkarzinomen im mittleren und unteren Drittel (Abb. 1) und einer zu erwartenden Anastomosenlokalisation zwischen 3 und 5 cm (gemessen ab Anokutanlinie) wurden nach Resektion kolorektale bzw. koloanale Pouches

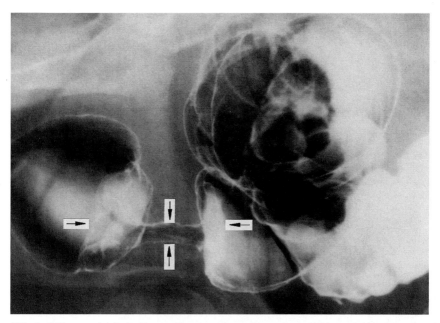

Abb. 1. Röntgenologische Doppelkontrastdarstellung eines tiefsitzenden Rektumkarzinoms im mittleren Drittel, zirkulär stenosierend ($\updownarrow$) mit scharfer Begrenzung des proximalen (←) und distalen Randes (→)

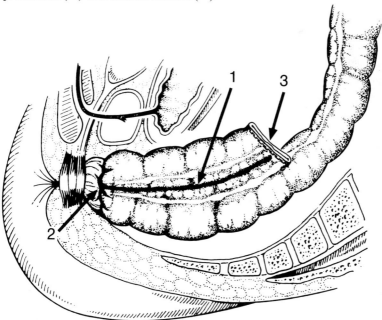

Abb. 2. Schematische Darstellung des Kolon-J-Pouches. Erstellung durch GIA-Nähte (*1*), zirkuläre PCEEA 31-Naht zur kolorektalen bzw. koloanalen Anheftung (*2*), Verschluß durch TA 55 (*3*). (Aus Thiede et al. 1989)

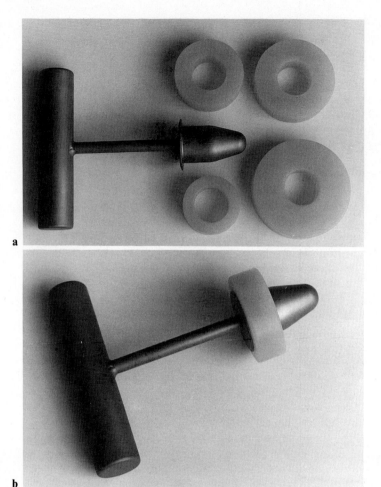

Abb. 3 a, b. Rektumstempel. **a** Metallgerät mit 4 weichen anatomieberücksichtigenden Silikonvorsatzringen, **b** Rektumstempel beispielhaft mit einem Silikonring bestückt

(Abb. 2) angelegt. Der Kolonpouch wurde durch Dopplung eines längeren Colon descendens bzw. Sigmasegmentes mit Hilfe von GIA-Nähten erstellt. Die Pouchlänge betrug 5–7 cm (1 × GIA 90). In die Spitze des Pouches wurde die Druckplatte des getrennten PCEEA-Staplers eingebracht und nach Konnektion mit dem transanal eingeführten zirkulären Stapler mit dem Rektumstumpf bzw. inneren Analring anastomosiert. Der Rektumstumpf war zuvor mit einem Rektumstempel, etwa 2–4 cm von perianal in die Bauchhöhle imprimiert worden (Abb. 3 und 4). So wurde der Rand des inneren Analringes bzw. der sehr kurze Rektumstumpf sichtbar und es ließ sich die manuelle zirkuläre Tabaksbeutelnaht mit Prolene (Stärke 0 USP) unter Sicht einlegen (Thiede 1992).

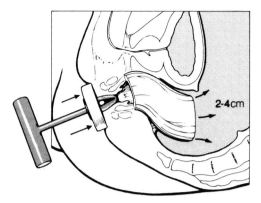

Abb. 4. Perinealer Einsatz des Rektumstempels zur Impression des Beckenbodens ins kleine Becken. (Aus Thiede 1992)

Ergebnisse

Bei den 14 Patienten wurde gleichzeitig mit der Pouchanlage in 2 Fällen ein Anus praeter naturalis angelegt, während bei einem weiteren Patienten bei sekundärer Leckage (6. bis 10. Tag) und einem weiteren mit Schlingenabszessen und tertiärer Leckage (6. bis 10. Tag negative Röntgenkontrolle, ab 12. Tag tertiäre Leckage) erst zeitversetzt zur Operation ein Anus praeter naturalis erforderlich war. Es trat keine Letalität ein.

Die klinische Kontinenzleistung konnte nach 3–6 Monaten bei 11 Patienten nachuntersucht werden: 8 wiesen eine volle Kontinenz, 3 Feinkontinenzstörungen auf. Die Kontinenz war dabei nach dem klinischen Fragebogen und einem Punktsystem in 4 Grade eingeteilt: volle Kontinenz, Feinkontinenzstörungen, grobe Kontinenzstörungen und volle Inkontinenz. Kein Patient hatte grobe Kontinenzstörungen oder eine volle Inkontinenz. 3 Patienten wurden bei noch bestehendem Anus praeter nicht nachuntersucht (Tabelle 1). Bei Bewertung der Stuhlfrequenz zeigte von den 11 Patienten einer eine leichte Verstopfung, die aber mit ballastreichen Abführstoffen voll kompensiert war. 7 Patienten mit einer Stuhlfrequenz von 1–2 Stühlen pro Tag waren normal, wiesen also keine Kontinenzstörung auf. 3 Patienten wiesen eine erhöhte Stuhlfrequenz von 3–5 breiigen bis flüssigen Stühlen auf und zeigten auch einen imperativen Stuhldrang. Bei medikamentöser Stuhleindickung, ebenfalls

Tabelle 1. Kolorektaler-koloanaler Pouch, Kontinenz nach 3–6 Monaten

Ausgewertet:	$n = 11$
	Volle Kontinenz: $n = 8$
	Feinkontinenzstörung: $n = 3$
Nicht untersucht:	$n = 3$

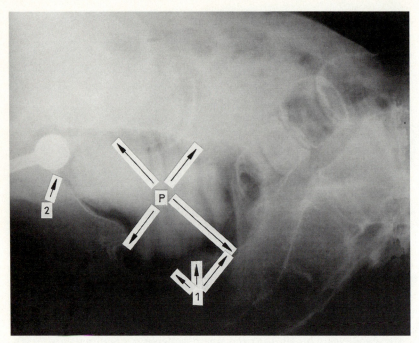

Abb. 5. Kolonpouch (*P*) in Doppelkontrastdarstellung. Gut erkennbares Reservoir von GIA-Klammern eingerahmt (*1*), PCEEA-Anastomose zur Pouchanheftung (*2*)

Tabelle 2. Kolorektaler-koloanaler Pouch, Stuhlfrequenz nach 6 Monaten

Stuhlfrequenz	n	Beurteilung	Therapie
1 × in 2 Tagen	1	Verstopfung	Laxanzien
1–2 × pro Tag	7	Normal	–
3–5 × pro Tag	3	Leicht erhöhte Stuhlfrequenz	Medikamentöse Stuhleindickung

mit ballastreichen Stoffen, waren die Symptome deutlich rückläufig (Tabelle 2). Durch eine Röntgendarstellung läßt sich das Neoreservoir bei diesen Patienten überzeugend darstellen (Beispiel: Abb. 5).

Diskussion

Insgesamt überzeugt uns bisher dieses Konzept so weit, daß wir es als Ergänzung zur tiefen Rektum-End-zu-End-Anastomose fortführen und analysieren. Die Reservoirfunktion wird überzeugend gewährleistet. Ob langfristig das Funktionsverhalten eindeutig verbessert wird bzw. die Symptome bei sehr tiefen Rektumanastomosen gebessert werden können, wird die Zukunft zeigen. Auskunft kann uns dabei nur eine sorgfältige Funktionsanalyse vor der Operation und zeitgestaffelt nach der Operation geben. Zu berücksichtigen sind nicht nur Inkontinenzsymptome, sondern auch Verstopfungssymptome, die in die Bewertung der postoperativen Lebensqualität eingehen. Mit dieser Fragestellung haben sich schon Mennigen et al. (1989) intensiv beschäftigt, als sie auf die funktionelle Bedeutung des Kolonpouches hinwiesen. Sie haben v. a. als Zielkriterien nicht rein somatische Funktionen des Pouches in den Vordergrund gestellt, sondern sich mit der langfristigen Lebensqualität von Patienten beschäftigt. Möglicherweise wird dieses von Mennigen vorgestellte Konzept entscheidend für die endgültige Bewertung der Pouchrekonstruktion im Rektumbereich sein.

In den Arbeiten von Lazorthes et al. (1986), Parc et al. (1986) und Nicholls et al. (1988) wird grundsätzlich eine komplette Stuhlableitung durch Kolostoma bzw. Ileostoma erreicht, während Mennigen et al. (1990) lediglich eine Zäkalröhrenfistel anlegten. Eine Stuhlableitung scheint zumindest bei einem Teil der Patienten sinnvoll und erforderlich, unsere Heilverläufe haben dies primär oder sekundär, immerhin bei 29%, erforderlich gemacht. Natürlich wird zumindest durch die totale Stuhlableitung die Anastomosenheilung gefördert. Das klinische Kontinenzverhalten ist primär bei diesen Patienten postoperativ nicht beurteilbar. Werden Stapler zur Rekonstruktion eingesetzt, so ist die Wiederherstellung der Passage durch Auflösung der Stuhlableitung so früh wie möglich sinnvoll, um einer Schrumpfung der Klammernahtanastomosen entgegen zu wirken. Die Pouchgröße sollte nicht zu groß gewählt werden, denn die Pouchentleerung geht rein passiv von statten. Es könnte zur Verstopfung bei sehr großen Pouches kommen, denen nur teilweise durch Laxanzien begegnet werden kann.

Hauptzielkriterium des Konzeptes von Lazorthes et al. (1985) ist die Senkung der Stuhlfrequenz, die ihnen gegenüber einer Kontrollgruppe von konventionellen tiefen Resektionen von 3 auf 1,7/24 h gelang. Zu ähnlichen Aussagen kamen Parc et al. (1986) (auf 1,6/24 h) und auch Nicholls et al. (1988) (von 2,3 auf 1,4/24 h). Lazorthes et al. (1986) beschrieben einen positiven Effekt auf die Beeinflussung des imperativen Stuhlganges. In allen Arbeiten wird allerdings auch auf eine mögliche Entleerungsstörung hingewiesen. Diese hängt vielleicht mit der Pouchgröße zusammen. Unser Konzept war es daher, den Pouch primär nicht zu groß zu wählen, wobei nicht genau abschätzbar ist, wie sich postoperativ der Pouch aufdehnt. Das primäre Volumen betrug in unseren Operationen ca. 250–300 ml. Bei der Frage der Pouchanlage ist sicher das Troidl-Konzept (Wood-Dauphinee u. Troidl 1986) zu beachten, daß nach Überwindung der technischen Phase und Analyse der langfristigen Funktionsparameter wie Kontinenz, Stuhlfrequenz und Entleerungsstörung, also konventionellen Parametern, zukünftige Untersuchungen auf innovative Endpunkte auszurichten sind. Entscheidend für die Wertung dieser neuen chirurgischen Technik sind nicht so sehr einzelne Funktionsparameter zu Kontinenzleistungen als viel mehr die postoperative Patientenbefindlichkeit und Lebensqualität, in die natürlich die einzelnen Parameter letztendlich eingehen. Eine

Evaluierung dieser Zielkriterien wird darüber entscheiden, ob das Kolonreservoir in Zukunft vielleicht gerade für den Patienten indiziert ist, der aufgrund einer geringen Lebenserwartung bei palliativen Resektionen einen Nutzen von einem sofort funktionierenden ausreichenden Neorektumreservoir hat. Hierbei ist aber dann zu überdenken, ob ein vorgeschalteter Anus praeter naturalis sinnvoll ist, oder ob man sich nicht mit einer partiellen Stuhlableitung über eine selbstheilende Zäkalröhrenfistel begnügt.

Literatur

Jostarndt L, Thiede A, Lau G, Hamelmann H (1984) Anorectale Kontinenz nach manueller und maschineller Anastomosennaht. Ergebnisse einer kontrollierten Studie in der Rectumchirurgie. Chirurg 55:385–390

Lazorthes F, Fages P, Chiotasso P, Lemozy J, Bloom E (1986) Resection of the rectum with construction of a colonic reservoir and coloanal anastomosis for carcinoma of the rectum. Br J Surg 73:136–138

Mennigen R, Köhler L, Troidl H (1989) Pouchbildung bei der Resektion des tiefen Rektum-Karzinoms: Eine empfehlenswerte Methode? Langenbecks Arch (Suppl II, Kongreßbericht 1989) 697–702

Mennigen R, Köhler L, Troidl H (1990) Relevante „Endpunkte" zur Wertung des Kolon-Pouches nach tiefer Rektumresektion. Zentralbl Chir 115:835–841

Nicholls RJ, Lubowski DZ, Donaldson DR (1988) Comparison of colonic reservoir and straight colo-anal reconstruction after rectal excision. Br J Surg 75:318–320

Parc R, Tiret E, Frileux P, Moszkowski E, Loygue J (1986) Resection and colo-anal anastomosis with colonic reservoir for rectal carcinoma. Br J Surg 73:1939–1941

Thiede A (1992) Rektumstempel. Ein einfaches Instrument zur Erleichterung von Rekonstruktionen der colorectalen Passage im kleinen Becken. Chirurg 63:72–73

Thiede A, Fuchs KH, Haschke N, Hamelmann H (1989) Zum Einsatz von Staplergeräten in der gastrointestinalen Chirurgie. In: Bünte H, Junginger Th (Hrsg) Jahrbuch der Chirurgie. Biermann, Münster, S 195–212

Wood-Dauphinee S, Troidl H (1986) Endpoints for clinical studies: conventional and innovative variables. In: Troidl H, Spitzer WO, McPeek B, Mulder DS, McKneally MF (eds) Principles and practice of research. Springer, Berlin Heidelberg New York, pp 53–68

Rekonstruktive Maßnahmen bei Beckenbodeninsuffizienz

A. Thiede, J. Schneider und M. Kraemer

Am Aufbau des Beckenbodens sind im wesentlichen das Diaphragma urogenitale und die 4 Anteile des M. levator ani beteiligt. Ihre Aufgabe besteht darin, die Beckenorgane entgegen der Schwerkraft und dem intraabdominalen Druck in ihrer Position zu halten, sowie als wichtige Anteile des Schließmuskelapparates eine geregelte Defäkation und Kontinenzleistung zu gewährleisten.

Der Begriff Beckenbodeninsuffizienz umfaßt sowohl morphologische Veränderungen, z. B. Eingeweidevorfall, als auch daraus resultierende Defizite in den Funktionsaufgaben, wie Defäkationsprobleme, Stuhl- und Urininkontinenz, in seltenen Fällen sogar sexuelle Dysfunktion.

Neben den morphologisch faßbaren Ursachen der Beckenbodeninsuffizienz, wie neurologische Erkrankungen und traumatische Läsionen, findet sich am häufigsten die idiopathische Form. Bei histologischen und elektrophysiologischen Untersuchungen finden sich hier die Zeichen einer Denervierung und Reinervierung der Mm. sphincter ani externus und puborectalis [3]. Als Ursache der Denervierung wird eine wiederholte Überdehnung des Beckenbodens und der damit verbundenen nervalen Strukturen vermutet. Diese ist häufig assoziiert mit Darmentleerungsstörungen und übermäßigem Pressen bei der Defäkation, wird aber auch bei Frauen nach schweren Geburten und verlängerten Austreibungsphasen beobachtet. Es kann durch vermehrtes Pressen bei chronischer Obstipation ein Circulus vitiosus in Gang gesetzt werden: Die chronische Überdehnung des Beckenbodens bedingt eine weitere Funktionserschwernis mit zunehmenden Entleerungsstörungen, verlängerter Retonisierungsphase und chronischer Nervenüberdehnung, wodurch wiederum vermehrtes Pressen verursacht wird [9].

Wenngleich es sich bei der Beckenbodeninsuffizienz um einen multifaktoriellen Symptomenkomplex handelt, sind die Endpunkte im Spektrum der chirurgischen Folgeerkrankungen die anale Inkontinenz und der Rektumprolaps [4]. Weitere assoziierte Krankheitsbilder sind: Mukosaprolapssyndrom, Descending-perineum-Syndrom, Urininkontinenz, Descensus uteri mit Rekto- oder Zystozele.

Gekennzeichnet sind diese Erkrankungen durch eine Reihe charakteristischer struktureller und funktioneller Veränderungen, wobei noch keine schlüssigen Beweise dafür vorliegen, was als Ursache und was als Folge anzusehen ist. In der ausgeprägtesten Form finden sich diese strukturellen Veränderungen beim Rektumprolaps:

1. mobiles Rektum mit Verlust der sakralen Fixation und abgeflachtem anorektalem Winkel (Normwerte: 92° + −1,5, in Ruhe, 137° + −1,5 bei Bauchpresse) [9],
2. Sigma elongatum (häufig),
3. tiefe Excavatio rectovesicalis/-vaginalis (Douglas-Hernie),
4. Schwäche der Beckenbodenmuskulatur mit Levatordiastase,
5. verminderter oder fehlender Tonus der Sphinktermuskulatur.

Der entscheidende Faktor für eine erfolgreiche Therapie der Beckenbodeninsuffizienz ist eine dem Schweregrad des Krankheitsbildes angepaßte Verfahrenswahl. Außer Diskussion steht hier die Notwendigkeit einer operativen Therapie des Rektumprolapses. Schwieriger ist die Indikationsstellung zwischen operativer und konservativer Behandlung bei leichteren Ausprägungen von analer Inkontinenz oder Vorstufen des kompletten Prolapses, wie Rektumvorderwandvorfall, Mukosaprolaps und Intussuszeption.

Bei operativen Verfahren zur Rekonstruktion einer Beckenbodeninsuffizienz werden transabdominale, perineale und peranale Verfahren unterschieden. Die transabdominalen Operationsstrategien umfassen praktisch immer eine Rektopexie mit oder ohne Fremdmaterial. Eine gleichzeitige Kolonresektion erscheint sinnvoll bei einem Colon elongatum mit verlängertem Transit und chronischer Obstipation. Durch peranale und perineale Operationen können nur Symptome beeinflußt werden, sie sind daher als alleinige Methode ausschließlich bei genereller Einschränkung der Operabilität angebracht. Pathophysiologisch sinnvoller erscheint das transabdominale Vorgehen, da hierdurch nicht nur die Behebung einer Teilkomponente, sondern die Korrektur aller morphologischen Folgezustände ermöglicht wird. Perineale und peranale Verfahren können als Ergänzung bei verbleibenden Restbeschwerden, z. B. Inkontinenzphänomenen, angewandt werden.

Eigenes Vorgehen

Das eigene Vorgehen zielt auf die Korrektur der morphologischen Veränderungen, um damit eine Verbesserung oder weitgehende Wiederherstellung der Funktion und somit die Beseitigung der Krankheitssymptome zu ermöglichen. In Anlehnung an Graham [2] und Goligher [1] und in Anpassung an Geschlecht und Erscheinungsformen wird hierbei transabdominal in mehreren Schritten eine pathophysiologisch korrigierende Operation angestrebt.

Folgende Punkte werden bei diesem Konzept berücksichtigt:

– Eine weitgehende Mobilisation des Rektums bis zur Levatorplatte, um hierdurch
– eine hintere Beckenbodenplastik in Form einer retrorektalen Raffung der Levatorenschenkel zu ermöglichen.

Insgesamt konnte die Gruppe der vollständig Kontinenten von präoperativ 26 % auf 66 % gesteigert werden; eine Verschlechterung der Kontinenzleistung trat postoperativ bei keinem Patienten auf.

Im Nachbeobachtungszeitraum waren bisher 2 Teilrezidive in Form eines Mukosavorfalls festzustellen. Prolapsvollrezidive wurden nicht beobachtet. Die postoperativen Komplikationen umfaßten 5 % allgemeine Komplikationen, wie Pneumonien und eine folgenlos ausgeheilte Lungenarterienembolie. Radiologisch konnten 2 klinisch nicht relevante Anastomoseninsuffizienzen nachgewiesen werden. Wundheilungsstörungen fanden sich bei 2 Patienten und über eine vorübergehende Miktionsstörung klagten 3 Patienten.

Reoperationen waren nicht notwendig. Die Letalitätsrate betrug 0 %.

Die Unsicherheit der Behandlungsverfahren des Rektumprolapses spiegelt sich in der großen Zahl chirurgischer Techniken wider, die für eine Korrektur propagiert werden. Wir selbst haben als Ziel der operativen Therapie nicht nur die Behebung einer Teilkomponente, sondern die Korrektur aller morphologischen Folgezustände im Auge. Dies umfaßt ein mobiles Rektum, ein Sigma elongatum, eine Rektumwandeinstülpung als Vorstufe eines Prolapses, die Beseitigung der Douglas-Hernie und die Einengung der Levatordiastase mit Wiederherstellung des anorektalen Winkels, um damit die Auswirkung einer Sphinkterschwäche zu vermindern. Ein erfolgreiches chirurgisches therapeutisches Konzept setzt daher ein transabdominales Vorgehen voraus. Die isolierte Korrektur im Bereich des Beckenbodens ist bei der Behandlung der Beckenbodeninsuffizienz und ihrer Folgezustände auf Dauer wenig sinnvoll. Der wesentliche Schritt beim transabdominalen Vorgehen ist die weitgehende Mobilisation des Rektums und die Rektopexie. Wegen des vielfach beschriebenen Infektionsrisikos sind Verfahren, die die Implantation von Fremdmaterialien zur Rektopexie vorsehen, von zahlreichen Autoren wieder verlassen worden [7, 8, 12]. Funktionelle Darmentleerungsstörungen, insbesondere die chronische Obstipation, können durch eine alleinige Rektopexie erschwert werden. In vielen Fällen kann das Problem durch eine ergänzende Resektion [11] günstig beeinflußt werden. Die von uns zusätzlich von abdominal durchgeführte Einengung der Levatorenschenkel und Behebung der Douglas-Hernie wird von einigen Autoren bezüglich ihrer positiven Auswirkung auf das Resultat der Prolapstherapie unterschiedlich beurteilt und bedarf daher noch weiterer vergleichender Untersuchungen.

Im Vergleich zu anderen Verfahren ist nach transabdominalem Vorgehen in der hier vorgestellten Kombinationstechnik bei einer geringen postoperativen Morbiditätsrate mit einer deutlich verbesserten Kontinenzleistung und einer sehr niedrigen Rezidivrate zu rechnen [6]. Bei verbleibender Restinkontinenz können perineale Zweiteingriffe erwogen werden [9].

Literatur

1. Goligher JC (ed) (1975) Prolapse of the rectum. In: Surgery of the anus, rectum and colon. Bailliere Tindall, London, p 292

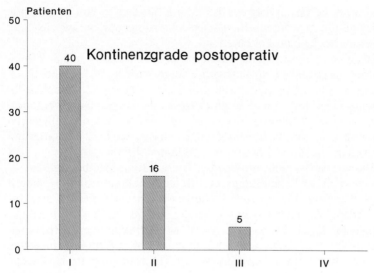

Abb. 3. Patientenverteilung, Kontinenzgrade postoperativ ($n = 61$)

Rektumprolaps Grad II und III (manifest) und 6 Patienten einen inneren Rektumprolaps (Grad I). 11 Patienten wiesen ein sog. Descensus-Perineum-Syndrom auf, als Ausdruck einer ausgeprägten Beckenbodenschwäche bei noch nicht manifestem Prolapsgeschehen. Besonderer Wert wurde bei diesen Patienten auf die subjektive und objektive Erfassung der Kontinenzleistung gelegt. Sie wurde mittels Fragebogen an Hand eines vierstufigen Bewertungsschemas eingestuft, bei dem zwischen voller Kontinenz, Feininkontinenz, Grobinkontinenz und kompletter Inkontinenz unterschieden wurde [5]. Insgesamt hatten von 44 Patienten mit manifestem Rektumprolaps 31 Patienten Kontinenzstörungen, beim inneren Prolaps waren von 6 Patienten 4 kontinenzgestört. Alle 11 Patienten mit einem Descensus-Perineum-Syndrom wiesen eine Kontinenzstörung auf. Insgesamt war also bei 74% eine Inkontinenz präoperativ nachweisbar (Abb. 2).

Die rekonstruktiven Maßnahmen wurden, wie oben beschrieben, in Anlehnung an das Vorgehen von Graham [2] und Goligher [1] durchgeführt. Bei 93% der Patienten wurde dieses Verfahren mit einer Kolonresektion kombiniert. Die End-zu-End-Anastomosierung erfolgte in 79% der Fälle mittels eines biofragmentierbaren Anastomosenringes (Valtrac), zumeist mit 28 mm Durchmesser und 2 mm Distanz. In 21% der Fälle wurde die manuelle Nahttechnik nach Albert-Halstedt angewandt.

Die Nachbeobachtungszeit betrug bisher 3–36 Monate. Bei den Nachuntersuchungen erfolgte eine erneute Festlegung des postoperativen Kontinenzgrades sowie klinische und apparative Untersuchungen, wie Proktorektoskopie, Kolonkontrasteinlauf und Defäkographie.

Die Abb. 3 zeigt die postoperative Kontinenzleistung der Patienten. Eine Besserung konnte bei allen komplett inkontinenten Patienten erreicht werden.

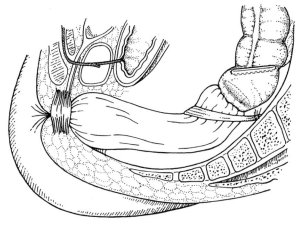

Abb. 1. Schematische Darstellung der Peritonealzügelbefestigung sowie der Sigmasegmentresektion und dem Verschluß des Kolons

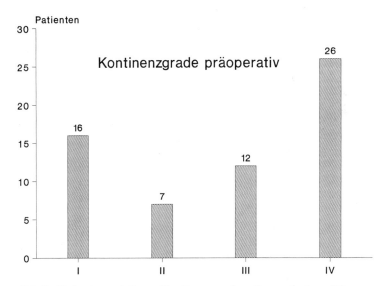

Abb. 2. Patientenverteilung, Kontinenzgrade präoperativ ($n = 61$)

Bei jüngeren Männern wird auf eine ausgiebige Mobilisierung des Rektums verzichtet, um eine Schädigung des präsakralen Nervenplexus zu vermeiden.

Ergebnisse

Von Mitte 1988 bis Ende 1989 wurden 61 Patienten operiert, die eine Beckenbodeninsuffizienz aufwiesen. Von diesen 61 Patienten hatten 44 einen

- Die Rektopexie wird in modifizierter Form und ohne wesentliche Mengen an Fremdmaterial mit einem monofilen, nicht resorbierbaren Nahtmaterial durchgeführt. Hierbei wird zunächst das Rektum dorsal mobilisiert und diese Mobilisierung bis zum Beckenboden vorangetrieben. Dies gelingt meistens stumpf. Das Peritoneum wird entlang der peritonealen Umschlagfalte inzidiert. Dabei sollte darauf geachtet werden, daß der gesamte kaudale Bereich der Douglas-Höhle am Rektum verbleibt, indem entweder am Uterus oder an der Blase und entsprechend der Prostata das Peritoneum zum Rektum hin abgeschoben wird. Hierdurch verbleiben vor und an dem Rektum sowie nach lateral hin starke peritoneale Gewebezüge, die später bei der Fixierung des Rektums nach dorsal als Zügel dienen können. Das auf diese Weise mobilisierte Rektum kann nach seiner Befreiung in die Bauchhöhle hochgezogen werden, wodurch der Rektumprolaps beseitigt wird. Die Fixierung der Zügel durch wenige, meistens 2 Nähte mit monofilem Nahtmaterial wird nach dorsal hin an der präsakralen Faszie (Lig. longitudinale anterius) angenäht. Es ist darauf zu achten, daß der Zügel, der am Kreuzbein fixiert ist, die Rektumvorderwand nicht zu sehr einengt, damit keine Obstruktionen auftreten können. Ist nach Abschluß der Rektopexie eine Einengung zu verspüren, so muß der peritoneale Zügel an der Rektumvorderwand etwas gespalten werden.
- Die Peritonealisierung des Beckeneinganges mit Beseitigung der Douglas-Hernie schließt die rekonstruktiven Maßnahmen am Beckenboden ab.
- Um eine zusätzliche Straffung und Fixierung des Rektums auf dem so festgenähten Niveau zu erhalten und abzusichern, ist besonders bei elongiertem Sigma als letzter Schritt eine Resektion des elongierten Abschnittes sinnvoll. Dies kann mit einer Sigmasegmentresektion und End-zu-End-Anastomosierung mit Hilfe einer handgenähten Anastomose, in der Kompressionsanastomosentechnik oder mit einer Klammernahtanastomose vorgenommen werden. Hierzu wird ein zirkuläres 28- oder 31-mm-Klammernahtinstrument und ein gerader Stapler verwendet. Die beiden Resektionsenden werden entsprechend freipräpariert und am distalen Sigmastumpf eine Tabaksbeutelnaht vorgelegt. Bei dieser funktionellen End-zu-End-, technischen Seit-zu-End-Anastomose wird durch den proximalen Descendensstumpf der zirkuläre Stapler über eine kurze Strecke (3–5 cm) eingeführt. Danach wird der Zentraldorn an der geplanten Anastomosierungsstelle durch die Kolonwand geschoben (Abb. 1). In den distalen Sigmastumpf wird die Druckplatte mit Zentraldorn eingeführt und die Tabaksbeutelnaht geknüpft. Nun kann beim CEEA-Instrument der Zentraldorn konnektiert und dem Gerät approximiert werden. Nach Kontrolle der richtigen Ausrichtung der beiden Kolonsegmente wird nun das zirkuläre Klammernahtinstrument abgefeuert. Nach Entfernen des zirkulären Staplers sollten die Schnittringe um den Zentraldorn auf ihre Vollständigkeit überprüft werden. Anschließend wird die noch offene und überstehende Descendensmanschette mit einem TA 55-Instrument abgesetzt und der Dickdarm damit verschlossen.

2. Graham RR (1985) The operative repair of massive rectal prolapse. Dis Colon Rectum 28:374
3. Hansen HH (1989) Pathophysiologie der Beckenbodeninsuffizienz. Langenbecks Arch Chir [Suppl] II:749
4. Henry MM (1988) Fecal incontinence and rectal prolapse. Surg Clin North Am 68:1249
5. Jostarndt L (1986) Die anale Kontinenz und ihre Störung. Gastroenterologische Reihe 24:28
6. Kiene S (1989) Operationsmethoden bei Anal- und Rektumprolaps. Langenbecks Arch Chir [Suppl] II:757
7. Morgan CN, Porter NH, Klugman DJ (1972) Ivalon (Polyvinylalcohol) sponge in the repair of complete rectal prolaps. Br J Surg 59:841
8. Ross AH, Thomson JPS (1989) Management of the infection after prothetic abdominal rectopexy (Wells procedure). Br J Surg 76:610
9. Stelzner F (1991) Die anorectale Inkontinenz – Ursache und Behandlung. Chirurg 62:17
10. Swash M, Henry MM (1985) Colonproctology and the pelvic floor: pathophysiology and management. Butterworths, London, p 164
11. Watts JD, Rothenberger DA, Buls JG, Goldberg SM (1985) The management of procidentia – 30 years experience. Dis Colon Rectum 28:96
12. Wedell J, Schlageter M, Meier zu Eisen P, Banzhaf G et al. (1987) Die Problematik der pelvinen Sepsis nach Rectopexie mittels Kunststoff und ihre Behandlung. Chirurg 58:423

Laparoskopische Appendektomie mit dem Endo-GIA

S. M. Freys, J. Heimbucher, G. Beese und K.-H. Fuchs

Die erste laparoskopische Appendektomie wurde 1982 von dem Gynäkologen Semm durchgeführt [1]. In den folgenden Jahren konnte sich diese neue Technik jedoch nicht zu einem Standardverfahren entwickeln, sie wurde in einzelnen Veröffentlichungen jedoch immer wieder mit entsprechenden Modifikationen beschrieben [2–4]. Erst 1987 verhalf Götz durch Adaptierung und Weiterentwicklung der Semmschen Technik der laparoskopischen Appendektomie zu der heute bekannten Verbreitung [5].

Hatte Semm zunächst versucht, die Technik der klassischen Appendektomie mit Versenkung des Appendixstumpfes mittels Tabaksbeutel- und Z-Naht ohne jegliche Änderung des Procedere mit endoskopischen Mitteln durchzuführen, so wurde dieser wesentliche Teilschritt der Operation von den Protagonisten der neuen laparoskopischen Arbeitsweise dann in vielfältiger Weise modifiziert. Hierbei wurden letztlich wieder Überlegungen zur Notwendigkeit der Versenkung des Appendixstumpfes aufgegriffen, die bereits Anfang dieses Jahrhunderts Anlaß zu wiederholten Diskussionen war [6–9]. Ermutigt durch eine randomisierte Studie von Engström u. Fenyö [10], die die Appendixstumpfversenkung mit der einfachen Ligatur des Appendixstumpfes verglichen und in beiden Kollektiven keinen signifikanten Unterschied in der Wundheilung fanden, sowie basierend auf den langjährigen klinischen Erfahrungen im französischsprachigen und angloamerikanischen Raum, wurde bei der Weiterentwicklung der Operationstechnik zusehends auf eine Versenkung des Appendixstumpfes verzichtet. Es haben sich mittlerweile 5 gängige Verfahren der Stumpfversorgung bei der laparoskopischen Appendektomie etabliert:

1. die Endokoagulation der Appendix oberhalb ihrer Basis mit anschließender Durchtrennung und Versorgung von Appendixstumpf und resezierter Appendix mit einer Röder-Schlinge; nachfolgend Desinfektion des Appendixstumpfes durch erneute Endokoagulation und Jodierung [11];
2. die wechselseitige Ligatur der Appendix mit einer doppelten Röder-Schlinge am Appendixstumpf und einer einfachen Röder-Schlinge 1 cm oberhalb dieser doppelten Ligatur mit nachfolgender Durchtrennung zwischen den Ligaturen; Desinfektion des Appendixstumpfes durch Elektrokoagulation überstehender Schleimhaut mit dem monopolaren Elek-

trokauter und Spülen der gesamten Region mit Chloramin-Lösung [eigene Methode];
3. die basisnahe Ligatur der Appendix mit einer Röder-Schlinge mit nachfolgender Koagulation der Appendix 5–7 mm distal dieser Ligatur mit einem bipolaren Elektrokauter, wodurch es zum Verschweißen des Lumens der Appendix kommt; nachfolgend erfolgt bei dieser Technik die Durchtrennung in der Koagulationszone und Desinfektion des Stumpfes mit einem Jodtupfer [12];
4. die doppelte Clipligatur der Appendixbasis mit nachfolgender Durchtrennung zwischen diesen Clips; Desinfektion des Appendixstumpfes durch monopolare Elektrokoagulation überstehender Schleimhaut und Spülen des Operationsgebietes mit Chloramin-Lösung [13];
5. die Durchtrennung und Verschluß bzw. die Abtragung der Appendix und/oder des Mesenteriolums mit dem Endostaplerinstrument [14].

Im Gegensatz zur recht aufwendigen laparoskopischen Stumpfversenkung mit Tabaksbeutel- und Z-Naht zeichnen sich diese Verfahren durch eine technisch einfachere und v. a. schnellere Durchführbarkeit aus.

In dem Bestreben, bei laparoskopischen Operationen auch größere Gewebestrukturen bzw. Organteil- oder Organresektion durchführen zu können, wurde 1990 ein laparoskopisch verwendbares Klammernahtgerät, der sog. Endo-GIA (Auto-Suture) eingeführt. Dieses als Einmalinstrument mit nachladbarem Magazin konzipierte Klammernahtgerät ermöglicht das Durchtrennen größerer Gewebeanteile, indem 6 gegeneinander auf Lücke stehende Titanclipreihen von 3 cm Länge gesetzt und gleichzeitig das Gewebe zwischen den beiden innersten Clipreihen mit einem Messer durchtrennt wird. Es gibt 2 Klammermagazine mit unterschiedlicher Klammerhöhe, ein 30-V-Magazin (weiß) mit einer Klammerhöhe von 1 mm und ein 3,5-Klammermagazin (blau) mit einer Klammerhöhe von 1,5 mm. Hierdurch soll dem unterschiedlichen Durchmesser des zu durchtrennenden Gewebes Rechnung getragen werden. Die Gewebestärke kann vor Anwendung des Endo-GIA mit einem entsprechend kalibrierten Meßstab (Endo-Gauge) bestimmt werden.

Die Anwendung des Endo-GIA erlaubt somit einen wechselseitigen flüssigkeitsdichten Geweberverschluß bei gleichzeitiger Durchtrennung auf einer Länge von maximal 3 cm. Zur Applikation dieses Klammernahtgerätes ist ein 12-mm-Trokar notwendig.

Die Operationstechnik bei der laparoskopischen Appendektomie unter Zuhilfenahme dieses Klammernahtgerätes unterscheidet sich im wesentlichen nicht von den anderen derzeit geübten Verfahren. Nach Einführen eines 10-mm-Trokars für die Operationsoptik unmittelbar infraumbilikal, werden nach Inspektion der Abdominalhöhle ein 5-mm-Trokar am linken Oberrand der Schambehaarung und ein 12-mm-Trokar am rechten Oberrand der Schambehaarung unter Sichtkontrolle eingebracht. Nach entsprechender Freipräparation der Appendix und zweifelsfreier Identifikation der Appendixbasis erfolgt die eigentliche Abtragung der Appendix mit dem Endo-GIA in 2 Schritten [14]. Zunächst wird mit dem Endo-Gauge die Gewebestärke der Appendixbasis

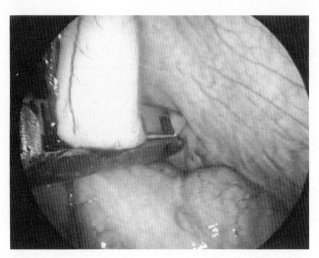

Abb. 1. Position des geschlossenen Klammernahtgerätes an der Appendixbasis

gemessen, um das zu verwendende Klammermagazin auswählen zu können. Es soll hierdurch vermieden werden, daß bei Verwendung eines zu kleinen Magazins eine nur inkomplette Hämostase erzielt wird. Im zweiten Schritt wird dann das Endo-GIA über den 12-mm-Trokar im rechten Unterbauch in das Abdomen eingebracht, die Appendix wird gleichzeitig mit einer Faßzange durch den 5-mm-Trokar im linken Unterbauch an ihrer Spitze gegriffen und möglichst senkrecht vom Zäkalpol weg ausgestreckt. Nach Öffnen der Branchen wird daraufhin das Klammernahtgerät im rechten Winkel über die Appendix geführt und so weit wie möglich basisnah positioniert (Abb. 1). Eine erneute Inspektion des eingestellten Situs möglichst aus 2 Ebenen sichert die korrekte Position des Endo-GIA. Das Gerät wird verschlossen und nach Zurücknehmen des Sicherungshebels ausgelöst. Bei vollständiger Durchtrennung der Appendix (Abb. 2) kann diese nun in toto aus dem Abdomen extrahiert werden. Sollte die Länge des Klammernahtgerätes von 3 cm für eine vollständige Durchtrennung nicht ausgereicht haben, so wird das Gerät aus dem Abdomen entfernt, ein neues Klammermagazin nachgeladen und dann die verbliebene Gewebebrücke vollständig durchtrennt.

Je nach Befundkonstellation kann nun mit dem Endo-GIA einerseits die gesamte Appendixbasis mit ihrem Mesenteriolum in einem Schritt durchtrennt werden, oder aber nach typischer Skelettierung eine separate Durchtrennung von Mesenteriolum und Appendixbasis erfolgen.

Der Stellenwert der laparoskopischen Appendektomie ist nach wie vor umstritten. Erste randomisierte Studien [15, 16] weisen auf einen Vorteil der laparoskopischen Arbeitsweise gegenüber der klassischen offenen Appendektomie hin. Dennoch wird gerade in der Lernphase dieser neuen Technik immer wieder über eine höhere Komplikationsrate berichtet, und es gibt sowohl hinsichtlich der Indikationsstellung, als auch hinsichtlich der gewählten

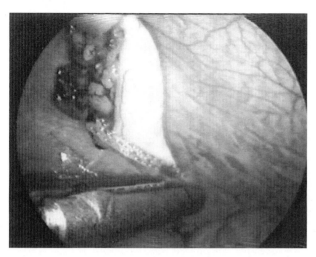

Abb. 2. Nach Auslösung des Klammernahtgerätes wird die Appendix sicher verschlossen durch den Appendixextraktor aus der Bauchhöhle entfernt

Operationstechnik zu wenig objektivierte Ergebnisse, so daß zum gegenwärtigen Zeitpunkt keine Empfehlungen zu einem allgemeingültigen Therapiekonzept gegeben werden können. Betrachtet man, wie oben bereits ausgeführt, die Technik der Stumpfversenkung und die Technik der alleinigen Ligatur des Appendixstumpfes ohne Versenkung als gleichwertige Vorgehensweisen, so kommt dennoch der Wahl des laparoskopischen Appendixstumpfverschlusses eine zentrale prognostische Bedeutung zu. Hier scheint die Anwendung des Endo-GIA eine elegante Lösung darzustellen. Sie darf jedoch bei der recht einfachen und sicheren Handhabung nicht zu einem unkritischen Einsatz verleiten. Sicherlich ist der Einsatz des Klammernahtgerätes bei einem Großteil der laparoskopisch durchführbaren Appendektomien prinzipiell möglich. Es fragt sich jedoch, ob seine Anwendung gegenüber den anderen Operationstechniken einen meßbaren Vorteil bietet. Als objektivierbare Parameter lassen sich zum gegenwärtigen Zeitpunkt lediglich eine Verkürzung der Operationsdauer sowie eine hämostatisch sehr sichere Stumpfversorgung bei einem allerdings sehr hohen Kostenaufwand (300 DM/Anwendung) aufzeigen.

Eine spezielle Indikation für die Anwendung des Endo-GIA sehen wir derzeit einzig im Fall einer bis an die Appendixbasis bzw. auf das basisnahe Zäkum reichenden entzündlichen Veränderung, bei der eine Teilresektion des Zäkalpoles mit Hilfe des Nahtapparates eine sichere Sanierung der entzündlichen Affektion garantiert.

Darüber hinaus bietet sich die Anwendung des Endo-GIA gelegentlich auch bei sehr großkalibriger Appendix an, da bei einem relativ geringen Zeitaufwand ein sicherer Verschluß der Abtragungsstelle erreicht wird.

Selbstverständlich bedarf bei aller technischen Sicherheit das Endo-GIA-Prinzip in der Zukunft einer objektiven Validierung an größeren Fallzahlen, um den endgültigen Stellenwert dieser Technik beurteilen zu können.

Literatur

1. Semm K (1983) Die endoskopische Appendektomie. Gynäkol Prax 7:59–64
2. Fleming JS (1985) Laparoscopically directed appendectomy. Aust N Z J Obstet Gynaecol 25:238
3. Wilson T (1986) Laparoscopically assisted appendectomies. Med J Aust 145:551
4. Schreiber J (1990) Laparoscopic appendectomy in pregnancy. Surg Endosc 4:100
5. Götz F (1988) Die endoskopische Appendektomie nach Semm bei der akuten und chronischen Appendicitis. Endoskopie Heute 2:5–7
6. Kennedy JW (1905) Appendicitis: The earliest and complete removal of the appendix. Surg Gynecol Obstet 1:216–220
7. Köhler B (1926) Über Stumpfversorgung bei der Wurmfortsatzentfernung. Münch Med Wochenschr 26:1076–1078
8. Hortolomei N (1931) Soll man den Appendixstumpf nach Appendektomie versenken oder nicht? Zentralbl Chir 38:2379–2381
9. Torek F (1932) Zur Frage der Versenkung des Appendixstumpfes. Zentralbl Chir 59:204
10. Engström L, Fenyö G (1985) Appendicectomy: Assessment of stump invagination versus simple ligation. A prospective randomized trial. Br J Surg 72:971
11. Semm K (1991) Technische Operationsschritte der endoskopischen Appendektomie. Langenbecks Arch Chir 376:121–126
12. Pier A, Götz F (1992) Appendektomie in jedem Entzündungsstadium – ein laparoskopisches Routineverfahren. In: Fuchs KH, Hamelmann H, Manegold BC (Hrsg) Chirurgische Endoskopie im Abdomen. Blackwell, Berlin
13. Cristalli G, Izard V, Jacob D, Levardon M (1991) Laparoscopic appendectomy using a clip applier. Surg Endosc 5:176–178
14. Moser KH, Schmitz R (1992) Laparoskopische Appendektomie mit dem Multi-Fire-Endo-GIA. Chirurg 63:393–395
15. Hill A, Coleman JE, Attwood S, Stephens RB (1992) Laparoscopic versus open appendicectomy – a randomized trial. Vortrag 3. World Congress of Endoscopic Surgery Bordeaux 1992
16. Loh A, Loosemore T, Griffiths A, Fiennes A, Taylor RS (1992) Less pain and earlier return to work after laparoscopic than after open appendicectomy: a randomized prospective study. Vortrag 3. World Congress of Endoscopic Surgery Bordeaux 1992

Einsatz von Klammernahtinstrumenten beim Morbus Hirschsprung

W. Mengel, O. Strobl und D. W. Schröder

Die Entwicklung von Klammernahtinstrumenten zur Durchführung zirkulärer Maschinenanastomosen in der Rektumchirurgie hat für die Anwendung im Säuglings- und Kindesalter, z. B. bei der tiefen Resektion wegen eines M. Hirschsprung, unzweideutige Vorteile mit sich gebracht (Holschneider u. Söylet 1988).

Da aus der Aganglionie, welche grundsätzlich im Bereich des M. sphincter ani internus ihren Ursprung hat und unterschiedlich lange Kolonabschnitte betreffen kann, funktionell aufgrund der ausbleibenden Relaxation der betroffenen Kolonabschnitte infolge Fehlens der intramuralen cholinergen parasympathischen Ganglienzellen ein stenosierendes Hindernis resultiert (Abb. 1), wird verständlich, warum bei der tiefen Resektion der pathologisch veränderten Rektum- bzw. Kolonanteile nach heutigen Erkenntnissen eine möglichst weitgehende Entfernung der suprasphinktären Rektumanteile und damit tiefe Anastomosierung angestrebt werden sollte. Dafür bietet der EEA-Stapler optimale Voraussetzungen (Mengel u. Hamelmann 1986).

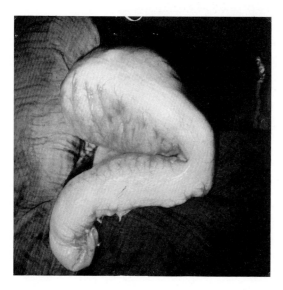

Abb. 1. M. Hirschsprung

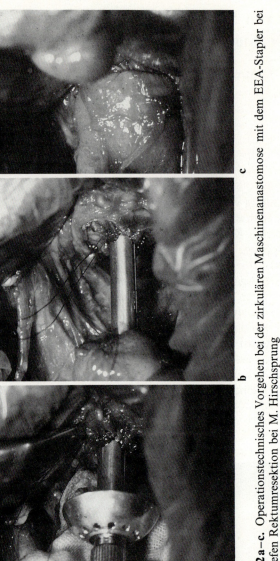

Abb. 2a–c. Operationstechnisches Vorgehen bei der zirkulären Maschinenanastomose mit dem EEA-Stapler bei der tiefen Rektumresektion bei M. Hirschsprung

Die erste tiefe Resektion unter Anwendung des 25-mm-EEA-Staplers (Auto-Suture) wegen eines M. Hirschsprung wurde in der Abteilung Allgemeine Chirurgie, Kinderchirurgie der Chirurgischen Universitäts-Klinik Kiel 1980 bei einem 9 Monate alten Säugling durchgeführt.

Das operationstechnische Vorgehen sah folgendermaßen aus: Nach ausgiebiger Präparation und Mobilisation des Rektosigmoids bis etwa 1–2 cm proximal der Levatorplatte Legen von 4 Haltenähten und tiefe Resektion des Rektums. Zuvor wurde die transanale Einführbarkeit überprüft. Legen manueller Tabaksbeutelnähte sowohl im aboralen Rektum als auch oralen Kolonstumpfbereich, da aufgrund der räumlich engen Verhältnisse im kleinen Becken des Säuglings eine maschinelle Tabaksbeutelnaht undurchführbar ist. Transanales Einführen des Staplers, Überstülpen zunächst des aboralen Rektumstumpfes über das Klammermagazin und Knoten der Tabaksbeutelnaht, sodann des zu anastomosierenden oralen Kolonschenkels über die Gegendruckplatte und Ausführen der Anastomosierung (Abb. 2).

Durch vorsichtiges Drehen nach leichter Öffnung läßt sich der Stapler transanal entfernen, ohne daß es zu Einrissen im Anastomosenbereich kommt.

Die bei der Mehrzahl der Patienten im Neugeborenenalter nach Diagnosestellung angelegte entlastende Kolostomie wurde grundsätzlich bei der tiefen Resektion nicht belassen, ohne daß es dadurch zu Sekundärkomplikationen im Sinne von Nahtinsuffizienzen, Fistelbildungen etc. kam.

Faßt man die Erfahrungen dieses inzwischen zur Standardmethode gewordenen operativen Vorgehens bei der tiefen Rektumresektion wegen eines M. Hirschsprung, eines Megacolon congenitum und einer Aganglionie zusammen, so bestanden bei der Mehrzahl der Fälle (insgesamt 28 Patienten) Schwierigkeiten, nach Durchführung der Maschinenanastomose, den Stapler wieder zu entfernen. In keinem Fall aber kam es zu Einrissen im Bereich der Anastomose, welche eine Übernähung notwendig gemacht hätten.

Auffallend war, daß, als in den ersten Jahren lediglich der 25-mm-EEA-Stapler zur Verfügung stand, die transanale Einführbarkeit in das kleine Becken im Säuglingsalter Schwierigkeiten bereitete. Mit dem 21-mm-Stapler ist nun die Einführung ohne Schwierigkeiten in einem mittleren Alter von 6 Monaten möglich. Die postoperativen klinischen Verlaufsbeobachtungen zeigen, daß frühzeitig eine transanastomotische digitale Bougierung ab dem 2. postoperativen Tage sinnvoll ist. Die Verlaufsuntersuchungen haben ergeben, daß die Anastomose digital in den ersten 4 Wochen noch eng, nach 3 Monaten aber weit genug ist, wobei die röntgenologische Verlaufsspätkontrolle nach 12 Monaten in allen Fällen dokumentiert, daß das Darmlumen im Bereich der Anastomose der Weite der oral und aboral angrenzenden Darmabschnitte entspricht (Tabelle 1, Abb. 3).

Zieht man das Fazit aus den 12jährigen Kieler Erfahrungen, so läßt sich folgendes feststellen:

In dem Bemühen, bei der tiefen Resektion wegen eines M. Hirschsprung eine optimal tiefe suffiziente Anastomose herzustellen, um damit den in situ verbleibenden aganglionären Restanteil des Rektums so kurz wie möglich zu belassen, bietet der EEA-Stapler in jeder Beziehung optimale Voraussetzungen.

Tabelle 1. Ergebnisse nach tiefen anterioren Resektionen (1980–1990) (n = 28; Alter: median 6 Monate) (Chir.-Univ./Kinderchirurgie Kiel 1992)

	Anastomosenprüfung	
	Digital	Röntgenbefund
Intraoperativ	Eng	–
10 Tagen postoperativ	Eng	Suffizient
1 Monat postoperativ	Eng	–
3 Monate postoperativ	Weit	–
12 Monate postoperativ	Weit	Weitet sich auf

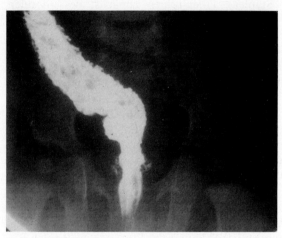

Abb. 3. Röntgenologische Anastomosendarstellung 12 Monate post operationem

Offen bleiben muß, kritisch gesehen, lediglich die Frage, ob aus dem nach Jahren noch im Bereich der Anastomose nachweisbaren Klammernahtrestmaterial Langzeitspätfolgen resultieren können.

Literatur

Holschneider AM, Söylet Y (1989) Die anteriore Resektion nach Rehbein in der Behandlung des Megacolon congenitum Hirschsprung: Hand- und Stapler-Anastomose – Eine vergleichende Studie. Z Kinderchir 44:216–220

Mengel W, Hamelmann H (1986) Erste Erfahrungen in der EEA-Stapler-Anastomose bei Megacolon congenitum in der Kinderchirurgie. In: Ulrich B, Winter J (Hrsg) Klammernahttechnik in Thorax und Abdomen. Enke, Stuttgart, S 123, 125

Einsatz von Klammernahtgeräten zum Bronchusverschluß in der Lungenchirurgie

A. Hirner, A. Diegeler, U. Kania und A. Müller

Das Dilemma ist, daß es keinen Beweis gibt, insbesondere keine randomisierte Studie mit der Aussage, daß die Klammernahttechnik in der Lungenchirurgie gegenüber der Handnaht eine Verminderung des operativen Risikos erbrächte [8, 14, 22, 24, 25]. Aussagen, daß nicht zuletzt aus ökonomischen Gründen die maschinelle Naht nur in solchen Situationen angewandt werden sollte, wo sie das operative Risiko senken würde, helfen deshalb nicht weiter.

Es hilft nur eine persönliche Stellungnahme, basierend auf Erfahrung und auf der Erkenntnis, daß es für manche Innovationen keiner randomisierten Studie bedarf. Denn: Viele Einzelargumente für die Klammernahttechnik münden ein in die raschere, einfachere und deshalb standardisierbarere operative Technik.

Einsatzmöglichkeiten bei der Lunge

Gefäße

Bei den Gefäßen findet Anwendung das 30 mm breite lineare Klammernahtgerät, ausschließlich mit dem weißen Magazin. Im geschlossenen Zustand ist die Klammer wie üblich B-förmig und hat dann eine Höhe von 1,0 mm. 3 versetzte Klammerreihen bedingen den sicheren Verschluß (Abb. 1).

Bei den Gefäßen wird das Instrument nach Klammerung zunächst entfernt. Das dann sukzessive Durchschneiden läßt Blutungen aus dem zentralen Stumpf erkennen und zweizeitig per Hand versorgen.

Eindeutige Vorteile der Gefäßklammernaht bestehen

– bei der kombinierten intraperikardialen Absetzung beider Lungenvenen in Vorhofniveau bzw. mit zusätzlicher tangentialer Vorhofresektion,
– bei der zentralen Absetzung der linken Lungenarterie tangential am Truncus pulmonalis,
– bei der Absetzung des manchmal sehr kurzen Truncus anterior des rechten Oberlappens, direkt lateral der V. cava,
– überhaupt beim Verschluß des sehr dünnwandigen und deshalb leicht verletzlichen arteriellen Systems.

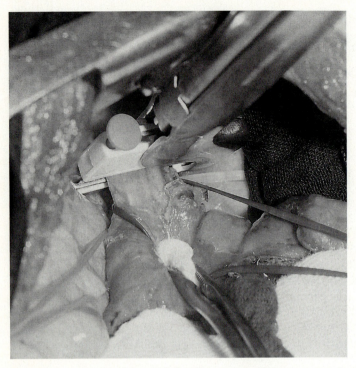

Abb. 1. Einsatz des weißen Gefäßstaplers bei der linken unteren Lungenvene

Parenchym

Bei der Parenchymabtrennung ist der Einsatz des GIA-Instrumentes besser als das lineare Klammernahtgerät, und zwar

- wegen des fehlenden Führungsstiftes – dieser bedingt eine tiefe Verletzung des Parenchyms –,
- wegen Überlappungsmöglichkeit der vorderen GIA-Klammern und damit primärer Luftdichtigkeit und
- wegen geringerer Kontaminationsgefahr aufgrund des sicheren Verschlusses auch der Gegenseite.

Die Klammernahtreihe wird entweder bei kollabierter oder beatmeter Lunge gesetzt (Abb. 2). Eine Übernähung ist nicht unbedingt nötig; wir führen sie jedoch häufig durch, und zwar nicht zuletzt aus Gründen einer exakten Blutungskontrolle.

Allgemeine Voraussetzung einer jeden Parenchymklammernaht ist allerdings die ausreichend gute Kompressibilität der Lunge: Die Klammern würden sonst nicht greifen.

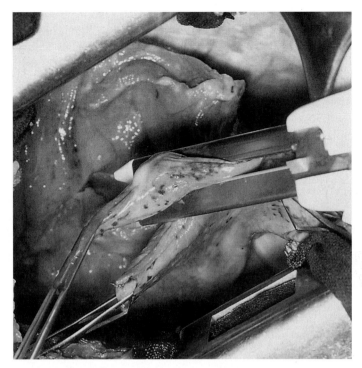

Abb. 2. V-förmige Segmentresektion mit Hilfe von 2 GIA-Nahtklammerreihen

Der klinische Einsatz der Parenchymklammernaht ist nahezu unbeschränkt:

- bei Bullae mit Spontanpneumothorax,
- bei der Versorgung von Traumen,
- bei diagnostischen PE,
- bei Keilexzisionen z. B. wegen Metastasen,
- bei atypischer Segmentresektion eines kleinen Karzinoms beim kardiopulmonalen Risikopatienten: Die Überlebensrate solcher peripher resezierter Karzinome unterscheidet sich nicht von jener nach Lobektomie [28].

Auch bei der klassischen Lobektomie hat die Parenchymklammernaht ihren Stellenwert:

- bei der Komplettierung eines nicht ausgebildeten Lappenspaltes,
- bei lappenübergreifenden Karzinomen, wenn noch ein benachbartes Segment mitgenommen werden muß,
- bei der Fixierung des Mittellappens an den Unterlappen nach oberer Lobektomie rechts als Schutz vor Volvulus des Mittellappens.

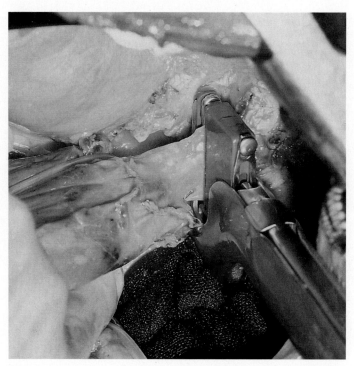

Abb. 3. Richtiges Ansetzen des grünen Klammernahtstaplers beim linken Hauptbronchus

Bronchus

Der Verschluß des Bronchus erfolgt mit dem 30 mm breiten Linearstapler: Hauptbronchus mit dem grünen Magazin, geschlossene Klammerhöhe 2,0 mm, Lappenbronchus in aller Regel mit dem blauen Magazin, geschlossene Klammerhöhe 1,5 mm. Absetzen des Bronchus entlang der Branche des noch in situ befindlichen Staplers. Wir führen in aller Regel keine Deckung des Stumpfes mit Pleura bzw. Perikard durch.

Technische Voraussetzungen für eine komplikationslose Abheilung sind (Abb. 3):

– queres Ansetzen des Staplers zum Bronchus, und zwar in beiden räumlichen Achsen. Sowohl die Längsachse der beiden Branchen wie auch die Längsachse des gesamten Gerätes muß exakt im 90-Grad-Winkel zur Längsachse des zu verschließenden Bronchus stehen,
– keine zu ausgedehnte Devaskularisation des Bronchus,
– planes Gegeneinanderdrücken von Pars membranacea zu Ringknorpel.

Die Retraktionskraft der aneinandergeführten Bronchialwände ist nun für die weitere Heilung das Problem. Man begegnet dieser Retraktionskraft am besten

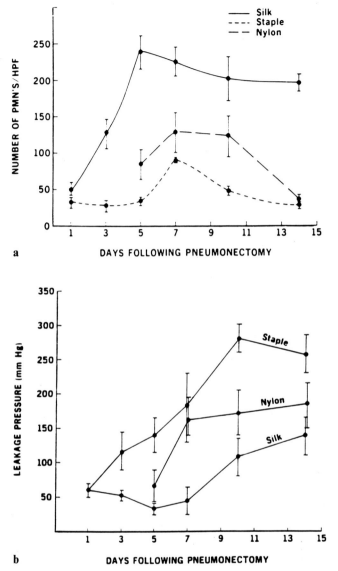

Abb. 4. a Entzündungsausmaß beim Hauptbronchusverschluß in Abhängigkeit vom Nahtmeratial (Seide, Nylon, Klammernahtstapler): nach Scott et al. [23], experimentelle Pneumonektomie beim Hund. **b** Höhe des Berstungsdruckes nach Hauptbronchusverschluß in Abhängigkeit vom Nahtmaterial (Seide, Nylon, Klammernahtstapler): nach Scott et al. [23], experimentelle Pneumonektomie beim Hund

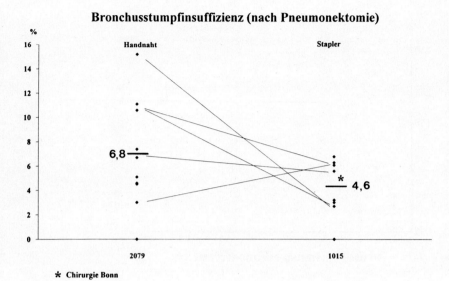

Abb. 5. Literaturübersicht der Häufigkeit der Bronchusstumpfinsuffizienz nach Pneumonektomie: Vergleich Handnaht zu Stapler [2–4, 6, 12, 13, 15, 17, 19, 21, 27, 29]

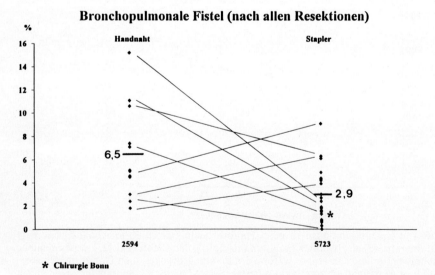

Abb. 6. Literaturübersicht der bronchopneumonalen Fistel (nach allen Resektionen): im Vergleich Handnaht zu Stapler [1–7, 9–13, 15–17, 19–21, 26, 27, 29]

Einsatz von Klammernahtgeräten zum Bronchusverschluß

Tabelle 1. Bronchusstumpfinsuffizienz (nur Pneumonektomie)

	Handnaht (%)		Stapler (%)	
Keszler 1969 [12]			123/4	(3,2)
Dart et al. 1970 [2]			117/8	(6,8)
Malave et al. 1971 [17]	218/10	(4,5)		
Williams u. Lewis 1976 [29]	1222/56	(4,6)		
Schoefer u. Demischew 1977 [21]	85/9	(10,6)	112/7	(6,3)
Hankins et al. 1978 [6]	148/11	(7,4)		
Guilbert 1979	59/3	(5,1)		
Verain et al. 1979 [27]	33/5	(15,2)	33/1	(3,0)
Forrester-Wood 1980 [3]	225/25	(11,1)	225/6	(2,7)
Konrad u. Ammedieck 1980 [13]			251/17	(6,8)
Lawrence et al. 1982 [15]	45/3	(6,7)	37/2	(5,4)
Rutten u. Sikkenk 1982 [19]	11/0	(0)	30/0	(0)
Gamondès et al. 1982 [4]	33/1	(3,0)	33/2	(6,1)
Chirurgie Bonn 1992			54/3	(5,6)
Summe	2079/123	(5,9)	1015/50	(4,9)
Mittelwert		(6,8)		(4,6)

Tabelle 2. Bronchopulmonale Fistel (nach allen Resektionen)

	Handnaht (%)		Stapler (%)	
Amosov u. Berezovsky 1961 [1]			594/29	(4,9)
Rzepecki et al. 1962 [20]			295/1	(0,3)
Kessler 1969 [12]			650/5	(0,8)
Dart et al. 1970 [2]			493/12	(2,4)
Hood 1970			140/1	(0,7)
Malave et al. 1971 [17]	218/10	(4,5)		
Harrison 1973			199/3	(1,5)
Hood et al. 1973 [7]			349/2	(0,6)
Jensik 1973			151/2	(1,3)
Williams u. Lewis 1976 [29]	1222/56	(4,6)		
Schoefer u. Demischew 1977 [21]	85/9	(10,6)	112/7	(6,3)
Hankins et al. 1978 [6]	148/11	(7,4)		
Guilbert 1979	59/3	(5,1)		
Verain et al. 1979 [27]	33/5	(15,2)	33/1	(3,0)
Forrester-Wood 1980 [3]	225/25	(11,1)	225/6	(2,7)
Konrad u. Ammedieck 1980 [13]			556/24	(4,3)
Irlich et al. 1981 [9]			378/6	(1,6)
Lawrence et al. 1982 [15]	224/4	(1,8)	154/6	(3,9)
Rutten u. Sikkenk 1982 [19]	42/1	(2,4)	95/0	(0)
Gamondès et al. 1983 [4]	33/1	(3,0)	33/2	(6,1)
Maaßen et al. 1984 [16]			325/6	(1,8)
Hakim u. Milstein 1985 [5]			71/3	(4,2)
Kaplan et al. 1987 [11]			253/11	(4,4)
Vanetti u. Bazelli 1987 [26]	220/11	(5,0)	206/19	(9,1)
Junginger u. Walgenbach 1989 [10]	85/6	(7,1)	156/3	(1,9)
Chirurgie Bonn 1992			255/4	(1,6)
Summe	2594/142	(5,5)	5723/153	(2,7)
Mittelwert		(6,5)		(2,9)

mittels einer exakt parallelen Naht, welche einen gleichmäßigen Zug auf die Bronchialwand ausübt. Einzelknopfnähte bedingen im Gegensatz hierzu unterschiedliche Zugkräfte, was dann an den besonders belasteten Nähten zum Einreißen und damit zur Insuffizienz führt [18].

Zu den verschiedenen Nahttechniken des Bronchus haben Scott et al. 1976 [23] einen entscheidenden (experimentellen) Beitrag geleistet: Die Abb. 4 zeigt seine wesentlichen Resultate. In Abb. 4a ist das Ausmaß der entzündlichen Reaktion in Tagen nach der Pneumonektomie beim Hund dargestellt: bei Verwendung von Seide ist das Ausmaß der entzündlichen Reaktion am größten, weniger bei Nylon, am wenigsten nach Stapler. Die Abb. 4b zeigt die Höhe des Berstungsdruckes an. Auch hier bringt der Stapler die besten Ergebnisse, d.h. die höchsten Berstungsdrücke.

Das Kernproblem des Bronchusverschlusses ist die Bronchusstumpfinsuffizienz mit einer Letalität zwischen 10 und 30%.

In Abb. 5 (Tabelle 1) ist nach einer Literaturübersicht die Bronchusstumpfinsuffizienz nach Pneumonektomie dargestellt; in Abb. 6 (bzw. Tabelle 2) die bronchopulmonale Fistel nach allen Resektionen, d.h. Pneumonektomie, Lobektomie und Parenchymresektion.

Die Klammernaht erbringt gegenüber der Handnaht jeweils einen Rückgang der Insuffizienzrate nach Pneumonektomie (Abb. 5 bzw. Tabelle 1) durchschnittlich von 6,8 auf 4,6%. Einige Autoren haben ihr eigenes historisches Kollektiv gegenübergestellt (diese Werte sind in Abb. 5 und 6 mit den Strichen verbunden). Nach Resektionen aller Art (bronchopulmonale Fistel: Abb. 6 bzw. Tabelle 2) verringert sich durch die Klammernahttechnik die Insuffizienzrate durchschnittlich von 6,5 auf 2,9%. Wir selbst liegen mit 5,6% bzw. 1,6% leicht über bzw. leicht unter dem jeweiligen Durchschnittswert.

Fehlermöglichkeiten beim Bronchialverschluß

Dieser mittels Klammernaht erreichbare Standard kann jedoch nur unter peinlicher Beachtung einiger Fehlermöglichkeiten erreicht werden:

– Ein häufiger Fehler ist das schräge Einbeziehen der Wand des zu erhaltenden Bronchus mit der Konsequenz einer spitzwinkligen Stenose (Abb. 7).
– Ebenso fehlerhaft ist das schräg-tangentiale Aufsetzen des Staplers, wobei die dem Operateur zugewandte Branche durchaus noch auf dem abzusetzenden Bronchus liegen mag. Die dem Operateur abgewandte Seite faßt jedoch langstreckig die Wand des zu erhaltenden Bronchus mit der Konsequenz einer langstreckigen Stenose (Abb. 8).
– Wird der Stapler nach zu starkem Zug an dem zu entfallenden Bronchus nahe am Abfang aufgesetzt, kann es wegen der Eigenelastizität des Bronchus zu einem Zurückschlüpfen der Klammernaht in die Wand des verbleibenden Bronchus kommen (Abb. 9).
– Zu lang belassene Stümpfe sind schlecht: Man sollte in der dafür vorgesehenen Rinne am Gerät abtrennen (Abb. 10a).

Einsatz von Klammernahtgeräten zum Bronchusverschluß

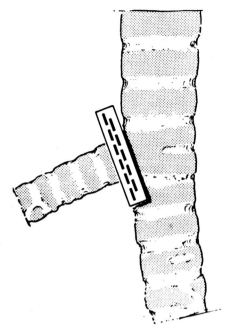

Abb. 7. Fehler beim Bronchusklammernahtverschluß: Schräges Einbeziehen der Wand

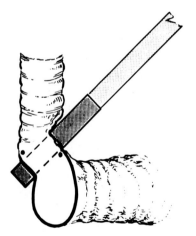

Abb. 8. Fehler beim Bronchusklammernahtverschluß: Schräg-tangentiales Aufsetzen des Staplers

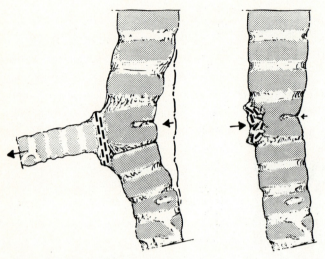

Abb. 9. Fehler beim Bronchusklammernahtverschluß: zu starker Zug am entfallenden Bronchus und zu nahes Aufsetzen der Klammernahtreihe am verbleibenden Bronchus

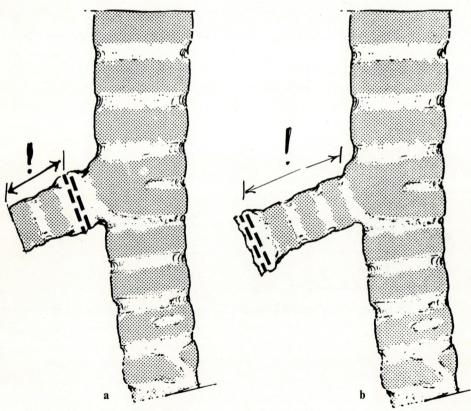

Abb. 10 a, b. Fehler beim Bronchusklammernahtverschluß. **a** Zu lang belassener Stumpf, **b** zu lang belassener Totraum

Einsatz von Klammernahtgeräten zum Bronchusverschluß 177

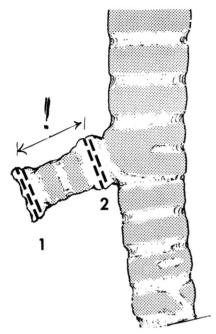

Abb. 11. Fehler beim Bronchusklammernahtverschluß: Doppelklammerung

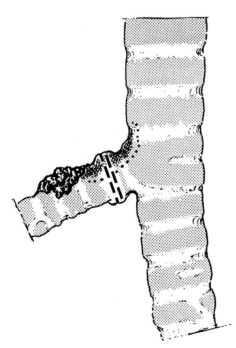

Abb. 12. Fehler beim Bronchusklammernahtverschluß: Übersehen eines intraluminären Tumorzapfens

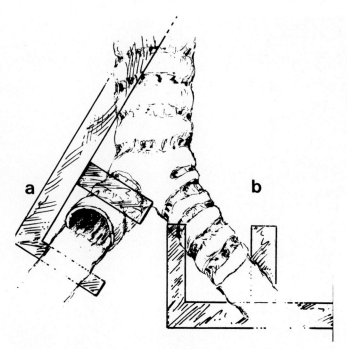

Abb. 13. a Richtiges Ansetzen des Klammerapparates (planes Gegendrücken der Pars membranacea gegen den Ringknorpel). **b** Falsches Ansetzen des Klammernahtapparates (Zusammendrücken des Ringknorpels)

- Toträume bei zu peripherer Klammernaht sind ebenso schlecht (Abb. 10b): Infektionen sind die Folge.
- Doppelklammerungen sind besonders ungünstig, da das ausgeschaltete Bronchialsegment durch Schleimbildung und Infektion starke Komplikationen verursachen kann (Abb. 11).
- Intraluminäre Tumorzapfen sind gefährlich, weil der Bronchus von außen durchaus unauffällig aussehen kann (Abb. 12). Konsequenzen müssen die persönliche präoperative Bronchoskopie und die intraoperative Schnellschnittuntersuchung sein.
- Letztlich ist es unbedingt notwendig, im Stapler die Pars membranacea plan gegen den Ringknorpel zu drücken und nicht das Gerät seitlich anzusetzen (Abb. 13).

Eigene Patienten

Wir selbst überblicken während der bisherigen 3jährigen Tätigkeit in Bonn ein Kollektiv von 255 mittels Klammernaht lungenoperierten Patienten. Es handelt sich dabei um 178 maligne und 77 benigne Erkrankungen, darunter 54 Pneumonektomien und 96 Lobektomien. Wir hatten 4 Bronchusstumpfinsuffizienzen, 3mal nach Pneumonektomie, 1mal nach Lobektomie. Ein Patient verstarb wegen der Bronchusstumpfinsuffizienz, jedoch bei tumorinfiltrierter Trachealbifurkation. Retrospektiv war dies ein indikatorischer Fehler. Insgesamt starben von diesen 255 Patienten während des Krankenhausaufenthaltes 5: Dies entspricht einer 2,7%igen Letalität.

Schlußbemerkungen

Die standardisierte Benützung der Klammernahtgeräte bedeutet für mich einen Beitrag zu mehr technischer Sicherheit der Lungenchirurgie, natürlich eingedenk des Wissens, daß auch andere Entwicklungen diesen Standard ermöglicht haben: beispielsweise bessere Nahtmaterialien, anästhesiologische Standards bis hin zur Einseitenbeatmung und das gesamte perioperative Management von gezielter Vorbereitung bis hin zu mehr Intensiv- und Wachstationsbetten in der frühen postoperativen Phase.

Literatur

1. Amosov NM, Berezovsky KK (1961) Pulmonary resection with mechanical suture. J Thorac Cardiovasc Surg 41:325–335
2. Dart DH, Scott SM, Takaro T (1970) Six-year clinical experiences using automatic stapling devices for lung resection. Ann Thorac Surg 9:535–550
3. Forrester-Wood CP (1980) Bronchopleural fistula following pneumonectomy for carcinoma of the bronchus. J Thorac Cardiovasc Surg 80:406–409
4. Gammondés JP, Devolfe CH, Girard C, Ducerf CH, Elkirat AM (1983) Sutures mécanique et manuelle des moignons bronchiques dans la pneumonectomie droite. Ann Chir 37:130
5. Hakim M, Milstein BB (1985) Role of automatic staplers in the aetiology of bronchopleural fistula. Thorax 40:27–31
6. Hankins JR, Miller JE, Attar S, Satterfield JR, McLaughlin JS (1978) Bronchopleural fistula. Thirteen-year experience with 77 cases. J Thorac Cardiovasc Surg 76:755–762
7. Hood RM, Kirksey TD, Calhoon JH, Arnold HS, Tate RS (1973) The use of automatic stapling devices in pulmonary resection. Ann Thorac Surg 16:85
8. Hood RM (1984) Stapling techniques involving lung parenchyma. Surg Clin North Am 64:469–480
9. Irlich G, Schulte HD, Koch R (1981) Klammernahtgeräte an Bronchien und Lunge. Langenbecks Arch Chir 355:459–463
10. Junginger TH, Walgenbach S (1989) Fehler und Gefahren bei der Anwendung des Klammernahtgerätes in der Lungenchirurgie. Langenbecks Arch Chir (Suppl II) 99:393–396
11. Kaplan DK, Whyte WR, Donnelly RJ (1978) Pulmonary resection using automatic stapling devices. Eur J Cardiothorac Surg 1:152–157
12. Keszler P (1969) The mechanical suture with UKL-40 und UKL-60 in pulmonary surgery. Dis Chest 56:383–388
13. Konrad RM, Ammedick U (1980) Verwendung automatischer Nahtgeräte in der Lungenchirurgie. Akt Chir 15:95
14. Konrad RM, Ammedick U, Berndt V (1982) Verwendung automatischer Nahtgeräte zur Versorgung von Arterien und Venen in der Lungenchirurgie. Akt Chir 17:113

15. Lawrence HG, Ristroph R, Wood JA, Starr A (1982) Methods for avoiding a direct surgical complication: bronchopleural fistula after pulmonary resection. Am J Surg 144:136–140
16. Maaßen W, Stamatis G, Greschuchna D (1985) Klammernahtgeräte in der Chirurgie der Lunge. Chirurg 56:227–231
17. Malave G, Foster ED, Wilson JA (1971) Bronchopleural fistula: Present day study of an old problem. Ann Thorac Surg 11:1–10
18. Peterffy A, Calabrese E (1979) Mechanical and conventionell manual sutures of the bronchial stump – A comparative study of 198 patients. Scand J Thorac Cardiovasc Surg 13:87–91
19. Rutten APM, Sikkenk PJH (1982) Stapling devices in pulmonary surgery. Neth J Surg 34–211
20. Rzepecki W, Birecka A, Goralczyk J (1962) Mechanical suture with metallic material in resection of pulmonary tissue. Am Rev Respir Dis 86:798
21. Schoefer G, Demischew M (1977) Closure of the bronchial stump: Suturing or stapling? Zentralbl Chir 102:661–663
22. Schröder DW (1989) Technische Hilfen durch Nahtmaschinen in der Lungenchirurgie. Langenbecks Arch Chir (Suppl) II:389–391
23. Scott RN, Faraci RP, Hough A, Chretien PB (1976) Bronchial stump closure techniques following pneumonectomy. Ann Surg 184:205–211
24. Takaro T (1984) Use of staplers in pulmonary surgery. Surg Clin North Am 64:461–468
25. Ulrich B, Kockel N (1990) Stellenwert der maschinellen Nahttechnik in der Abdominal- und Thoraxchirurgie. Akt Chir 25:257–262
26. Vanetti A, Bazelli B (1987) Use of staplers in bronchial closure. In: Grillo HC, Eschapasse H (eds) International trends in general thoracic surgery, vol 2: Major challengers. Saunder, Philadelphia, pp 458–459
27. Verain C, Cavot M, Viard H (1979) Etude comparative des modes de suture automatique et manuelle en chirurgie pulmonaire – a propos de 132 resections. Ann Chir 33:147–150
28. Weber J (1990) Atypische Lungenkrebsresektionen? Zentralbl Chir 115:35–42
29. Williams NS, Lewis CT (1976) Bronchopleural fistula: A review of 86 cases. Br J Surg 63:520–522

Die maschinelle Lungenparenchymresektion im Konzept der Behandlung des Spontanpneumothorax

D. W. Schröder, R. J. Elfeldt, K.-H. Fuchs und M. Brückner

Einleitung

Die Rezidivrate des Spontanpneumothorax nach alleiniger Drainagetherapie hat Thoraxchirurgen schon frühzeitig dazu veranlaßt, nach der eigentlichen Ursache und effektiveren Behandlungsmöglichkeiten zu suchen. Die diagnostische Thorakoskopie hat sich zunehmend durchgesetzt, da röntgenologisch unerkannte pathologische Ursachen aufgedeckt werden können. Gleichwohl ist die Verwirrung über das optimale Therapieverfahren kaum zu überbieten.

So steht ein gutes halbes Dutzend verschiedener Behandlungsverfahren zur Verfügung, die ja nach Autor beim Ersteignis oder beim Rezidiv des Spontanpneumothorax empfohlen werden [3]. Die unterschiedlichen Empfehlungen sind zum Teil darauf zurückzuführen, daß die morphologischen Phänomene, die als Folge krankhafter Prozesse im Bronchialbaum, in der Lunge oder auch der Thoraxwand entstehen, interindividuell sehr verschieden ausgeprägt sein können. So hat Kjaergaard 1932 bei den jugendlichen Formen noch einen idiopathischen Charakter unterstellt, weil er mit den seinerzeit zur Verfügung stehenden Methoden keine Ursache erkennen konnte [7].

Die Unklarheit über die Ätiologie, aber auch die teilweise flächenhaften Lungenveränderungen waren Anlaß für Gaensler (1956), die Pleurektomie in das Konzept einzuführen [5]. Die bestehende Therapievielfalt erklärt sich noch dadurch, daß Kontrollen über Langzeitverläufe fehlen und bei der niedrigen Inzidenz des Spontanpneumothorax von 5–45 auf 100 000 in Europa [9] die Evaluierung der Konzepte in kontrollierten Studien praktisch kaum möglich ist.

Auch unsere Einschätzungen über die Wertigkeit der Methoden, insbesondere der Vergleich von Klammertechnik und Handnaht bei den operativen, resezierenden Verfahren, basieren nur auf Ergebnissen einer klinischen Beobachtungsstudie über einen Zeitraum von 12 Jahren.

Wenngleich die Defektresektion das sicherste Therapieverfahren darstellt, so ist sie doch nur ein Teil des Gesamtkonzeptes, in der auch die Pleurektomie einen Stellenwert hat.

Die Entscheidung, welchem Verfahren der Vorzug zu geben ist, wird sich an individuellen Parametern orientieren müssen. Gleichwohl lassen sich allge-

Tabelle 1. Definitive Therapie der Erst- und vorbehandelten Ereignisse sowie deren Rezidivrate bei insgesamt 172 nachuntersuchten Pneumothoraxepisoden

Therapie	Erstereignis	Vorbehandelt	Rezidive (%)
Drainage	63	2	27 (42)
Thorakoskopie (ohne Parenchymresektion)	14	10	12 (50)
Primäre Thorakotomie	20	48	2 (3)
Thorakoskopische Parenchymresektion (ENDO-GIA) (seit 1.7.91)	13	2	2 (13)
Gesamtepisoden	110	62	43 (25)

meingültige Richtlinien in der Diagnostik und Therapie herausarbeiten, die erläutert und anhand der Ergebnisse begründet werden sollen.

Ergebnisse

Von 1978–1992 wurden 198 Behandlungen durchgeführt und gleichzeitig eine konsekutive Nachuntersuchung ($n = 172$) in 90% über den Zeitabschnitt erreicht. Unter den kontrollierten 172 Patienten befinden sich 62, die nach erfolgloser Drainagebehandlung aus anderen Kliniken zugewiesen wurden (Tabelle 1). Die 30-Tage-Letalität aufgrund primärer Komplikationen durch den Pneumothorax ($n = 6$) betrug 3%. Die Patienten waren multimorbide und im Median 71 Jahre alt. Die zum Tode führenden Komplikationen waren nur in 2 Fällen als mittelbare Folge der operativen Therapie anzusehen 1% ($n = 2/198$). 4 Patienten verstarben unter dem Bild einer kardiorespiratorischen Insuffizienz nach atypischer Resektion, die wegen erfolgloser längerer Drainagebehandlung eines Altersemphysems geboten war.

Drainagetherapie

In dem Beobachtungszeitraum von 1978–1988 war bis zum Stichtag der Nachuntersuchung, dem 1.1.1990, bei 97 Erstereignissen bereits in 34 Fällen die 7 Tage konsequent angelegte Saugdrainage nicht ausreichend. Grundsätzlich wurde eine großlumige Drainage (Charr > 20) gelegt. Erfolgreich war die Drainagetherapie zunächst bei 63 Patienten, von denen jedoch 25 ein Spätrezidiv erlitten (Tabelle 2 und 3). Von diesen wurden wiederum 10 Patienten mit einer erneuten Drainage definitiv behandelt und die restlichen 15 Patienten operiert. Dieser Tatbestand zeigt die unzureichende Erfolgsquote nach Drainagetherapie. Betrachtet man die 25 Spätrezidive und die 34 primär erfolglosen Behandlungsversuche insgesamt, so ergibt sich eine Mißerfolgrate

Tabelle 2. Rezidivrate beim Spontanpneumothorax nach Behandlung der Erstereignisse

Therapie	Anzahl	Rezidive	%
Drainage	63	25	40
Thorakoskopie (ohne Parenchymresektion)	14	7	50
Thorakotomie	20	0	–
Gesamt	97	–	–

Tabelle 3. Intervall der Rezidivepisoden nach primär erfolgreicher Drainagetherapie ($n = 63$) (1978–1988, Stichtag der Nachuntersuchung 1.1.90)

Intervall in Jahren	n	%
0–1	15	60
1–2	3	12
2–3	5	20
>3	2	8
Gesamt	25	100

von 61 % für die Drainagetherapie. Diese Rate mag in Anbetracht des nur 90 %igen Follow-up noch höher liegen.

Diagnostische und therapeutische Thorakoskopie

Die Thorakoskopie wurde in erster Linie als diagnostisches Verfahren angewandt. Die Endokoagulation, isolierte Zystenligatur, partielle Pleuraabrasio sowie die chemische Pleurodese waren nur in günstigen Einzelfällen möglich. Die thorakoskopisch operativen Behandlungen waren dann erfolgreich, wenn die Lungengerüstveränderungen klein waren und isoliert auftraten. Versuche, größere Defekte definitiv zu verschließen, mußten auch methodenbedingt scheitern. Darüber hinausgehende Umbauvorgänge, sowohl in Größe als auch in Zahl, ließen sich thorakoskopisch nicht hinreichend abtragen. In 4 Fällen zeigte sich bei der späteren Thorakotomie, daß die Pneumothoraxursache primär übersehen worden war. Die Tatsachen drücken sich in einer hohen Rezidivrate dieser Methoden von 50 % aus.

Thorakotomie und Lungenresektion

Die Operationsfrequenz aller Patienten mit einem Ersterignis lag bei 42 %. Die Abtragung von Zysten beim Spontanpneumothorax erwies sich als das effektivste Verfahren mit einer Rezidivrate von 3 %.

Beim unkomplizierten Pneumothorax, der bei Jugendlichen meist nur als Folge solitärer Zysten im apikalen Lungenlappen auftritt, ist die sparsame Exzision des betroffenen Lungenanteiles ausreichend. Der Pneumothorax entsteht zumeist aus lokalisierten Veränderungen, ohne daß ein wesentlicher Strukturverlust des Parenchyms vorliegt. Die sparsame Resektion oder Übernähung mit der Handnaht ist deshalb meist ohne technische Probleme ausführbar. Bemerkenswert ist die Tatsache, daß bei den subpleuralen Zysten des Jugendlichen – im Gegensatz zum klassischen Emphysem – häufiger eine begleitende Fibrose gefunden wird. Dadurch sind zumindest die Randgebiete der Zysten derber und nahttechnisch einfacher zu versorgen. Die Staplernaht vereinfacht das Verfahren, wie es bei der Trennung der breitflächig verwachsenen Fissuren beschrieben wurde [11].

Nahttechnische Probleme bei der Parenchymresektion treten in erster Linie beim atrophischen Altersemphysem auf. Sie werden vorwiegend von der Ausprägung der Atrophie des elastischen Fasergerüstes bestimmt. Hinzu kommt, daß diese Patienten eine pulmonale Leistungseinschränkung aufweisen.

Aufgrund der funktionellen Beeinträchtigung ist die Operation mit einer höheren Morbidität und Mortalität verbunden als bei Lungenresektionen aus anderer Indikation. Bei der Resektion der Emphysemlunge muß deshalb der Parenchymverlust gering ausfallen. Zugleich sollte bei der Versorgung der Parenchymflächen die Entfaltung der Restlunge nicht eingeschränkt werden. Diese Vorgaben sind jedoch schwer zu erfüllen, da das dünnwandige Blasensystem sowie das randständige Lungenparenchym ihre Reißfestigkeit verloren haben. Der Erfolg der Parenchymresektion beim Emphysempneumothorax wird von der mechanischen Festigkeit des Gewebes mitbestimmt. Damit ist immer ein nahttechnisches Problem verbunden, um einen belastbaren Parenchymabschluß zu erzielen.

Die chirurgische Aufgabe definiert sich somit zwischen der luftdichten transsegmentalen Abtragung des atrophischen Zystengewebes und der sparsamen Parenchymresektion.

Bei zunehmend emphysematischen und über größere Flächen ausgedehnten Blasensystemen ist die feinmechanische Klammertechnik der Handnaht deutlich überlegen. Infolge der geringen Festigkeit des atrophischen Lungengewebes entstehen bei der Handnaht entlang der Fadenkanäle Verletzungen, die mit der Ausdehnung der Lunge weitere Einrisse hervorrufen. Dadurch ist die Ausbildung weiterer Zysten unausweichlich. Der Faden wird zudem immer unregelmäßiger und tiefer in das randständige, mechanisch minderwertige Gewebe eingestochen. Hingegen gewährleistet der doppelreihige, symmetrische Nahtsaum durch die „feinmechanisch erzielte Knotensitzfestigkeit" einen primär luftdichten Abschluß, der weder mit der fortlaufenden Handnaht, noch mit der Einzelnaht befriedigend erzielt werden kann. Hinzu kommt, daß die Ufer benachbarter Parenchymflächen, wenn sie mit dem Stapler „gesäumt" worden sind, eine Widerlagerfunktion erfüllen, die der Handnaht ebenfalls mechanisch überlegen ist. Dieser Vorteil kommt besonders bei zentripetal gerichteten Resektionen zum Tragen, wenn die Parenchymflächen adaptiert werden.

Hervorzuheben ist, daß bei nur kurzer Apnoe das notwendige Minimum des abzutragenden Parenchyms definiert werden kann. Durch den feinmechanischen Verschluß werden im sog. Single-shot-Verfahren nahtbedingte Verletzungen entlang der Lungenränder vermieden. An der Staplernaht aufgetretene Fisteln können – wenn überhaupt erforderlich – mit dem Fibrinkleber abgedichtet werden.

Thorakoskopische Lungenresektion

Mit der Entwicklung des Endo-GIA wurden die Voraussetzungen erfüllt, die technischen Vorteile der Klammernaht auch thorakoskopisch erfolgreich auszunutzen. Wir sehen in der minimal invasiven thorakoskopischen Technik eine sichere Alternative zur offenen Resektion und haben sie bei 15 Patienten erfolgreich eingesetzt. Dadurch konnten wir die notwendige offene Versorgung in 95% der Fälle aussetzen. Hierbei hat sich die Beatmung in der Doppellumentechnik als unabdingbare Voraussetzung erwiesen, da nur sie ein erfolgreiches Arbeiten ohne Zeitdruck ermöglicht und darüber hinaus häufig nur durch gezieltes Beatmen der kollabierten Lunge eine Lokalisation der bronchopleuralen Fistel gelingt.

Diskussion

Die zum Pneumothorax führenden morphologischen Befunde können sich von mikroskopisch kleinen subpleuralen Defekten bis hin zum großblasigen emphysematischen Strukturverlust des Lungengerüstes erstrecken. Somit ist der Unterschied zwischen dem sog. idiopathischen und symptomatischen Pneumothorax eher phänomenologisch. Eine strenge, nosologisch definierte Entität ist bisher nicht belegt.

Unsere Beobachtungsstudie zeigt, daß mit der Drainagebehandlung kein befriedigender Versorgungsstandard zu erzielen ist (Tabelle 1 und 2).

Ein wesentlicher Grund ist darin zu sehen, daß fast jeder Pneumothorax eine erkennbare Ursache hat. Sie konnte mit der thorakoskopischen Diagnostik auch beim sog. idiopathischen Ereignis gesehen werden. Bei praktisch allen Patienten sind Strukturstörungen zu erwarten. Bei der Thorakoskopie lassen sich pleurale Veränderungen erkennen, die den Fisteln häufig räumlich zugeordnet sind.

Die Tatsache, daß die Defekte häufig nur isoliert auftreten und im übrigen eine gesunde Lungenstruktur vorliegt, stellt die Notwendigkeit der prinzipiellen Pleurektomie in Frage. Ferguson et al. [4] berichteten von hervorragenden Langzeitergebnissen nach ausschließlicher Zystenabtragung ohne Pleurektomie beim komplizierten Spontanpneumothorax. Über ähnliche Ergebnisse berichteten auch Krumhaar et al. [8], die eine Indikation für eine parietale Pleurektomie lediglich noch beim Rezidivpneumothorax nach vorangegangener erfolgloser Operation sahen.

Wir haben bei unseren Patienten in den letzten Jahren nur noch die Zysten reseziert und auf eine Pleurektomie verzichtet, wenn nicht eine diffuse kleinblasige Strukturstörung vorlag. Dem Vorteil einer minimalen Rezidivrate steht die Gefahr einer postoperativen Blutung gegenüber. Sie betrug bei unseren Patienten 4%. Darüber hinaus bestehen wegen der Verklebungen der Pleurablätter operationstechnische Probleme, wenn in einem höheren Lebensalter operiert werden muß.

Die Langzeitergebnisse waren übereinstimmend gut, und zwar unabhängig davon, ob eine parietale Pleurektomie, eine alleinige Zystenresektion oder beides durchgeführt wurde. Somit hat sich die Resektion der zystisch veränderten Areale als hinreichende Therapie des Spontanpneumothorax hervorragend bewährt. Ausnahmen können die Mukoviszidose oder die Histiozytosis X betreffen. Aufgrund der erheblichen pulmonalen Komplikationen, die infolge der Grundkrankheit entstehen, sollte bei diesen Kindern eine Parenchymresektion vermieden werden. Häufig sind die Veränderungen so diffus kleinblasig über dem gesamten Lungenmantel vorzufinden, daß sich eine Resektion ohnehin verbietet. Die kleinen Veränderungen können herdförmig koaguliert oder an den Rändern sparsam reseziert werden. In Einzelfällen hat sich auch die Auffüllung der kleinen Blasen mit dem Fibrinkleber bewährt.

Ursache für die subpleuralen Zysten bei der Mukoviszidose ist die obstruktive Ventilationsstörung, die auch zur Bronchiektasie führt.

Aufgrund des Elastizitätsverlustes der Lunge und der entzündlichen peribronchialen Veränderungen ist die Lunge starr und kollabiert bei einem Pneumothorax kaum, sondern läßt nur einen Mantelsaum erkennen. Die unter dem subpleuralen Lungenfell zu findenden herdförmigen Bläschen können jedes für sich Ausgangspunkt für einen neuen Pneumothorax sein. Deshalb wird bei diesem Krankheitsbild die Pleurektomie als einzige Therapie angesehen, um den rezidivierenden Pneumothorax zu verhindern. Da für diese Kinder eine Lungentransplantation erwogen werden kann, bedarf die Indikation zur Pleurektomie einer individuellen Entscheidung.

In der Literatur der letzten Jahre sind vereinzelt Hinweise über einen möglichen Zusammenhang zwischen dem sog. idiopathischen Spontanpneumothorax und dem Rauchen zu finden [1, 6, 10]. In einer Fallkontrollstudie konnten wir diese Vermutung bestätigen. Bei unseren 15- bis 45jährigen männlichen Patienten mit einem Spontanpneumothorax war der Anteil an Rauchern signifikant höher als bei einer Zufallsstichprobe aus der Gesamtbevölkerung (Tabelle 4).

Die Assoziation von Rauchen und Spontanpneumothorax hat uns dazu veranlaßt, eine weitere Hypothese zu prüfen. Die Frage war, ob beim jugendlichen Raucher mit einem Spontanpneumothorax die Zystenlokalisation in einem Zusammenhang mit dem Zigarettenkonsum steht, wie er bereits für das Emphysem des Rauchers beschrieben wird [2].

In diese Studie gingen alle Patienten ein, deren Lungen wir mittels einer Thorakoskopie oder einer Thorakotomie makroskopisch beurteilen konnten und deren Raucheranamnesen bekannt waren. Die Tabelle 5 zeigt, daß bei den Rauchern und Exrauchern unter 45 Jahren die Zysten im Oberlappen- oder im

Tabelle 4. Relative Raucheranteile bei den 15- bis 45jährigen Männern (P<0,01)

Status	Kontrollgruppe	Patienten	Gesamt
Nieraucher	33 (41%)	6 (12%)	39
Exraucher	10 (12%)	2 (4%)	12
Raucher	38 (47%)	43 (84%)	81
Gesamt	81 (100%)	51 (100%)	132

Tabelle 5. Zystenlokalisationen bei den 15- bis 45jährigen Männern mit einem Spontanpneumothorax (P <0,01)

Lokalisation	Raucher	Nieraucher	Gesamt
Oberlappen	33	6	39
Gesamte Lunge	6	10	16
Gesamt	39	16	55

Oberlappenspitzenbereich signifikant häufiger als bei den gleichaltrigen Nierauchern lokalisiert waren.

Diese Erkenntnisse haben angesichts der Fortschritte der minimal-invasiven Operationen in der Thoraxchirurgie eine besondere Bedeutung erhalten. So ist das Verfahren, Lungenzysten auf thorakoskopischem Wege mit dem Endo-GIA zu entfernen, zur Routineoperation geworden.

Bei 15 Patienten, die wir bisher thorakoskopisch auf diese Weise operierten, konnten wir feststellen, daß gerade die apikalen Zysten für eine endoskopische Abtragung besonders gut geeignet sind, da dieses Areal problemlos erreicht werden kann. Der Vorteil bezüglich der postoperativen Befindlichkeit dieses Verfahrens gegenüber der Thorakotomie ist evident.

Aufgrund der geschilderten Ergebnisse halten wir ein differenziertes Konzept bei der Diagnostik und Operation des Spontanpneumothorax für sinnvoll.

Die Konstellation: Patient jünger als 45 Jahre – Raucher – Spontanpneumothorax – stellt für uns eine Indikation zum frühzeitigen thorakoskopischen Vorgehen dar. Diese Patienten sind fast alle auf endoskopischem Wege gut behandelbar und profitieren am meisten von der minimal invasiven thorakoskopischen Lungenresektion.

Literatur

1. Bense L, Eklund G, Wiman LG (1987) Smoking and the increased risk of contracting spontaneous pneumothorax. Chest 92:1009–1012
2. Cockcroft DW, Horne SL (1982) Localization of emphysema within the lung. Chest 82:483–487
3. Elfeldt RJ, Schröder D, Meinicke O (1991) Spontanpneumothorax – Überlegungen zur Ätiologie und Therapie. Chirurg 62:540–546

4. Ferguson LJ, Imrie CW, Hutchinson J (1981) Excision of bullae without pleurectomy in patients with spontaneous pneumothorax. Br J Surg 68:214–216
5. Gänger KH (1979) Der Spontanpneumothorax. Schweiz Rundschau Med (Praxis) 68:782–785
6. Jansveld CAF, Dijkman HJ (1975) Primary spontaneous pneumothorax and smoking. Br Med J 42:559–560
7. Kjaergaard H (1932) Spontaneous pneumothorax in the apparently healthy. Acta Scand Med [Suppl 53]
8. Krumhaar D, Mollinedo J, Gau A (1987) Primäre Thorakotomie beim Spontanpneumothorax. Z Herz-Thorax-Gefäßchir 1:53–55
9. Mattila S, Kostianen S (1977) Spontaneous pneumothorax. Scand J Thorac Cardiovasc Surg 11:259–263
10. Nakamura H, Izuchi R, Hagiwara T et al. (1983) Physical constitution and smoking habits of patients with idiopathic spontaneous pneumothorax. Jap J Med 22:2–8
11. Schröder DW (1989) Technische Hilfen durch Nahtmaschinen in der Lungenchirurgie. Langenbecks Arch Chir [Suppl II] 389–391

Sachverzeichnis

Adenokarzinom 63
Adenomatosis coli 136
Analsensibilität 144
Anastomose 108
– Blutfluß 38, 80
– Dilatation 133
– Heilung 39
– intramediastinale 91
– intrathorakale 40, 57
– kollare 57
– kolorektale 33, 44, 124
– ösophagojejunale 38
– Reißfestigkeit 39
– standardisierte Technik 51
– supraanale 24
– tiefe Rektum- 148
– transdiaphragmale 27
Anorektalfunktion 116
Antibiotikaprophylaxe 124
Appendektomie
– laparoskopische 158

Barrett-Ösophagus 69
Barrettkarzinom 63
BAR 19, 25, 88
Beckenboden 116, 151
– insuffizienz 151
Blasenfunktionsstörungen 120
Blindsacksyndrom 66
Blutgefäßanastomosen 3
Braun-Fußpunktanastomose 73
Bronchien 3
Bronchoskopie 178
Bronchus
– verschluß 9, 167
– stumpfinsuffizienz 169

CEEA-Instrument 83
  (siehe auch EEA-Instrument)
Chemotherapie 69
Colitis ulcerosa 136

Darmmotilität 73
Darmreinigung 124
Defäkationsproblem 151
Descending-perineum-syndrome 151
Dichtigkeitstest 87, 109, 113, 130
Double stapling technique 23, 124, 127, 137, 141
Douglashernie 153
Dumpingsyndrom 76
Duodenalpassage 74, 90
Duodenalstumpf 40, 75

EEA-Instrument 12, 42, 65, 109, 120, 129, 141, 146, 163
Emphysem 184
Endobrachyösophagus 63, 70
Endo-GIA-Instrument 158, 182
Ernährung 76, 90
Ersatzmagen 90, 105
  (siehe auch Magenersatz)
– Entleerung 95
– Funktion 96
– Manometrie 94
– Reservoir 102
– Reservoirfunktion 105

Fibrinkleber 186
Fistel 165
– bronchopleurale 185
– bronchopulmonale 172
– postoperative 122
Frühkarzinom 66, 69

Gallereflux 96
Gastrektomie 19, 63, 68, 80
GIA-Instrument 12, 42, 84, 136, 140, 168
Glukosetoleranztest 93

H_2-Atemtest 93
Handnaht 17, 23, 38, 45, 52, 89, 115, 136
Hartmann-Operation 40

Hepatobiliäre Sequenzszintigraphie 93
Histiozytosis X 186

Ileostoma 149
Ileus 110
ILS-Gerät 17
Inkontinenz 147
Insuffizienz 17, 22, 27, 40, 43, 57, 65, 68, 90, 112, 113, 122, 131, 165
Interposition 89
(siehe auch Jejunuminterposition)
– jejunale 90
Interpositionspouch 89

Jejunojeunostomie 73
Jejunoplikatio 73
Jejunum
– interponat 75
– interposition 91, 102
(siehe auch Interposition)

Kardiakarzinom 63, 69, 70
Klammergröße 17
Klammernahtinstrumente 1, 17, 52, 75, 115, 136, 159, 163, 167, 185
– lineare 17
– zirkuläre 17
Klammernahtringe 130
Kolektomie 136
Koloninterposition 63, 66
Kolorektale Karzinome 109
Kompressionsanastomose 17, 24, 81, 88, 115, 153
Kontinenz 151, 155
– störung 144
Kosten 48, 136, 140, 161
Krückstockanastomose 21

Laparoskopie 158
Lebensqualität 66, 68, 75, 149
– index 76
Linea dentata 140
Lobektomie 169
Lokalrezidivrate 46
Lokoregionäre Rezidive 120
Longmire-Technik 21, 65, 94, 104
Lungenchirurgie 167
Lungenparenchym 3
Lungenparenchymresektion 181
Lungenresektion 8
– thorakoskopische 185
Lungenzyste 187
Lymphadenektomie 61, 70, 81, 116
Lymphknoten
– dissektion 58, 65
– kompartimente 71

Magen 13
– hochzug 40, 63
– ersatz 66, 74, 90
(siehe auch Ersatzmagen)
– – Entleerung 95
– – Funktion 95
– – Manometrie 94
– karzinom 26, 63, 68, 91
– – Prognose 77
– resektion
– – B I 23
– – proximale 70
– schlauch 59
Morbus Crohn 25
Morbus Hirschsprung 13, 163
Motilität
– intestinale 104
Mukosaprolapssyndrom 151
Mukoviszidose 186

Nahtmaterial 37, 153
Nuklid-MDP 93

Ösophagektomie 40
– en-bloc 57, 59
– subtotale 57, 70
– transmediastinale 57
Ösophagitis 21, 66, 76, 96
(siehe auch Reflux)
Ösophagojejunostomie 19, 42, 65, 68, 73, 81, 88
Ösophagus 13, 66
– chirurgie 56
– ersatz 40
– karzinom 56, 63
– kollare Anastomose 22
– resektion 64
– – transmediastinale 58
– – transthorakale 58
Operation
– Indikationsbreite 17
– Zeit 17, 47, 73, 124, 139
Operation nach Hartmann 40
Operationsoptik 159

Petz-Instrument 4
Pleurektomie 185
Pleurodese 183
Pneumonektomie 174
Pneumothorax 184
Pouch 74, 85, 102, 137, 149
– anastomose 23
– entleerung 149
– größe 149
– ileoanal 136
– Interposition 80

Sachverzeichnis

Pouch
- koloanal 124, 144
- kolorektal 124, 144
- Roux-Y 80
Proktomukosektomie 137

Radikalität
- onkologische 60
Radiochemotherapie 61
Reflux (siehe auch Ösophagitis)
- enteroösophagealer 73
Refluxösophagitis
- alkalische 76
Rekonstruktionsprinzipien 63, 72, 80
Rektopexie 156
Rektozele 151
Rektum 13, 110
- ampulle 124
- anastomose 19
- karzinom 17, 46, 128, 144
- perforation 129
- prolaps 24, 152
- resektion 45, 108, 137, 165
- - kontinuitätserhaltende 124
- stempel 116, 125, 146
- verschluß 129
Rekurrensparese 60
Resektion
- kolorektale 108
- tiefe anteriore 130, 165
Reservoir 144
- funktion 74, 148
- bildung 90

Röder-Schlinge 159
Roux-Y-Technik 21, 65, 72, 80, 88, 90, 94, 102

Sigma
- divertikulitis 109
- karzinom 128
- resektion 109, 153
Sphinkterfunktion 144
Spontanpneumothorax 181
Stenose 22, 41, 44, 66, 109, 115, 133
Stoma 110
- Entlastungskolo- 130
- Entlastungsileo- 130
Stuhl
- frequenz 147
- inkontinenz 144

TA-Instrument 12, 42, 80, 129, 136
Tabaksbeutelnahtklemme 84
Thorakoskopie 181
Thorakotomie 64, 183
Trokar 159
Tuberkuloseoperation 3

Verdauungsfunktion 72

Zäkalröhrenfistel 150
Zollinger-Ellison-Syndrom 68